四川省新闻出版局重点出版项目资金资助

天天爱牙日

TIANTIAN AIYARI

健康一百年

JIANKANG YIBAINIAN

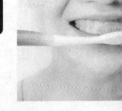

健康小卫士系列丛书二

◆ 策 划　朱辅华

主　编：钟　科

编　者：钟　科　罗丽娅
　　　　罗晓辉　程　雯

U0283936

 四川大学出版社

责任编辑：朱辅华
特约编辑：许　奕
责任校对：李晓静
封面设计：李金兰
责任印制：土　炜

图书在版编目(CIP)数据

天天爱牙日　健康一百年 / 钟科主编. —成都：
四川大学出版社，2008.6
（健康小卫士系列丛书二）
ISBN 978-7-5614-4897-7

Ⅰ.①天…　Ⅱ.①钟…　Ⅲ.①牙-保健-普及读物
Ⅳ.①R78-49

中国版本图书馆 CIP 数据核字（2010）第 120597 号

书　名	天天爱牙日　健康一百年
主　编	钟科
出　版	四川大学出版社
地　址	成都市一环路南一段 24 号 (610065)
发　行	四川大学出版社
书　号	ISBN 978-7-5614-4897-7
印　刷	郫县犀浦印刷厂
成品尺寸	146 mm×210 mm
印　张	5.25
字　数	117 千字
版　次	2014 年 5 月第 1 版
印　次	2017 年 10 月第 2 次印刷
定　价	14.00 元

◆读者邮购本书，请与本社发行科联系。
电话：(028)85408408/(028)85401670/
(028)85408023　邮政编码：610065
◆本社图书如有印装质量问题，请
寄回出版社调换。
◆网址：http://www.scupress.net

前 言

　　口腔健康作为人体健康的十大标准之一，是反映个体生命健康质量的一面镜子，是人类现代文明的重要标志之一。然而，口腔疾病在某些方面并不为人们所重视，特别是在农村。口腔疾病早期易被忽视，其后果十分严重。现代研究证明，口腔疾病可以引发或加重冠心病、糖尿病等全身性疾病。为此，加强口腔知识宣传对维护广大人民群众的健康至关重要。

　　本书共分 6 篇，包括口腔生理知识篇、口腔内科知识篇、口腔外科知识篇、口腔修复知识篇、口腔正畸知识篇，以及儿童口腔及其疾病预防篇。本书主要着眼于口腔临床中各种常见疾病的基础知识，重在使读者了解疾病的常见病因及诱因、典型的临床表现、需要进行的治疗以及疾病的预防。本书编者以病人的切身感受和口腔临床经验为基础，尝试从牙科的角度，综合、详细地阐明人人适用的、日常生活中简便易行的自我口腔保健法。

编 者

2013 年 6 月于成都

天天爱牙日 健康一百年

1

主编简介

钟　科　副主任医师，成都军区机关医院口腔科副主任，第四军医大学口腔医学硕士，成都医学会口腔专委会委员，四川省口腔医师学会会员。从事口腔医学专业十余年，在牙种植修复、口腔美容修复、固定修复、活动修复，以及口腔内、外科各种常见疾病的临床治疗等方面具有较深厚的造诣。多年来，作为泸州医学院口腔本科实习基地带教老师，承担了大量口腔实习生带教工作，培养了大批口腔医师。同时，参与了成都军区科研工作，发表文章数篇，获军队医疗成果三等奖两项。

目 录

口腔生理知识篇

● 口腔就是"嘴巴"吗？ …………………………（ 3 ）

● 人的一生有多少颗牙？ …………………………（ 3 ）

● 你了解你的牙吗？ ………………………………（ 5 ）

● 牙有哪些分类及名称？ …………………………（ 5 ）

● 你的面部表情丰富吗？ …………………………（ 6 ）

● 什么是口腔黏膜？ ………………………………（ 7 ）

● 舌头怎么知道酸、甜、苦、辣？ ………………（ 7 ）

● 口水从哪里来？ …………………………………（ 8 ）

● 到口腔医院看病，该挂哪一科的号？ …………（ 9 ）

口腔内科知识篇

● 牙菌斑是怎么形成的？ …………………………（ 13 ）

● 你有牙结石吗？ …………………………………（ 13 ）

● 你有一口洁白的牙吗？ …………………………（ 15 ）

● "虫牙"是被虫蛀了吗？ …………………………（ 16 ）

天天爱牙日　健康一百年

● "补牙"的注意事项有哪些？ ……………………（18）

● 牙痛真的不是病吗？ ………………………………（19）

● 什么是根管治疗？ …………………………………（20）

● 冷热酸甜，想吃就吃？ ……………………………（22）

● 吃东西时，石子或坚硬的食物磕到牙怎么办？ …（23）

● 哪些不良习惯可引发牙周炎？ ……………………（23）

● 牙龈为什么容易出血？ ……………………………（25）

● 牙为什么会松动？ …………………………………（25）

● 牙龈肿大有哪些原因？ ……………………………（27）

● 天天刷牙，为什么还有口臭？ ……………………（27）

● 如何保持口腔清洁健康？ …………………………（29）

● "洗牙"会损伤牙吗？ ………………………………（30）

● 牙老塞食物怎么办？ ………………………………（31）

● 人老了，牙龈就会萎缩吗？ ………………………（32）

● 需要重视反复发作的口腔黏膜溃疡吗？ …………（33）

● 口腔黏膜为什么会出现白色斑块？ ………………（34）

● 口腔黏膜长疱怎么办？ ……………………………（35）

● 舌头疼痛是疾病吗？ ………………………………（36）

● 口干一定是渴了吗？ ………………………………（37）

口腔外科知识篇

● 什么是"尽头牙"？ …………………………………（41）

● "尽头牙"必须拔吗？ ………………………………（41）

● 哪些情况不能拔牙？ ………………………………（42）

● 拔牙前需要做哪些准备工作？ ……………………（43）

● 拔牙后的注意事项有哪些？ …………………………（44）

● 口腔颌面外伤时的急救原则有哪些？ …………（45）

● 口腔颌面部有哪些常见的囊肿？ ……………………（47）

● 什么是色素痣？什么是恶性黑色素瘤？ ………（49）

● 胎记是怎么形成的？ …………………………………（52）

● 血管瘤需要治疗吗？ …………………………………（53）

● 户外工作者如何防治唇癌？ ……………………………（54）

● 经常磨破舌的残根需要治疗吗？ ……………………（55）

● 牙龈瘤和牙龈癌有什么关系？ ………………………（56）

● 如何防治急性化脓性腮腺炎？ ………………………（58）

● 如何防治涎石病与下颌下腺炎？ ……………………（59）

● 睡觉打鼾是疾病的表现吗？ …………………………（60）

● 咀嚼时，为什么下颌关节响且痛？ …………………（61）

● "下巴脱位"反复发作怎么办？ ……………………（62）

● 张不开嘴了怎么办？ …………………………………（62）

● 什么是三叉神经痛？ …………………………………（65）

● 什么是面瘫？ …………………………………………（66）

● 哪些因素可能造成先天性唇腭裂？ …………………（67）

● 唇腭裂患儿的最佳手术年龄是多大？ ………………（68）

● 唇、颊、舌系带过短怎么办？ ………………………（69）

口腔修复知识篇

● 牙缺失后为什么要及时修复？ ………………………（73）

● 常用的镶牙方法有哪些？ ……………………………（73）

● 固定义齿、活动义齿有何特点？ ……………………（74）

● 镶牙前应做哪些准备？ …………………………（75）

● 在保留残余牙根的情况下能镶牙吗？ ………（76）

● 剩余牙松动能镶牙吗？ …………………………（77）

● 牙床骨尖怎样处理？ ……………………………（77）

● 老年人缺牙后口腔组织变化的特点有哪些？ …（78）

● 怎样使用、保护义齿？ …………………………（79）

● 镶活动义齿后易出现什么问题？ ……………（80）

● 镶义齿后发音不清楚怎么办？ ………………（81）

● 活动义齿为什么需要牙托？ …………………（82）

● 全口牙缺失后上下颌骨变化如何？ …………（83）

● 对牙床实施哪些手术可使全口义齿更稳固？ …（84）

● "全口义齿试样"是怎么回事？ ………………（85）

● 使用全口义齿会出现哪些问题？ ……………（86）

● 为什么全口义齿前牙不接触了？ ……………（87）

● 义齿挂钩会损伤牙吗？ …………………………（87）

● 假牙能几副交替使用吗？ ……………………（88）

● 义齿会吃下肚吗？ ………………………………（89）

● 牙有缝隙能镶吗？ ………………………………（90）

● 镶义齿为什么要磨牙？ …………………………（90）

● 戴义齿吃东西香吗？ ……………………………（91）

● 吃烫的东西会把义齿烫坏吗？ ………………（92）

● 义齿坏了能自己修吗？ …………………………（92）

● 什么是覆盖义齿？ ………………………………（93）

● 什么是即刻义齿？ ………………………………（94）

● 牙床缺损可以镶牙吗？ …………………………（94）

● 街头游医的快速镶牙可信吗？ ………………（95）

● 什么样的义齿需软衬垫？ ……………………（96）

● 多数牙重度磨损怎样修复？ …………………（96）

● 义齿不合适能凑合吗？ ………………………（97）

● 义齿修复与颞颌关节的关系是怎样的？ ………（98）

● 什么是义齿的创伤性咬合？ …………………（99）

● 你了解镶牙材料的进展吗？ …………………（99）

● 为什么有的病人全口义齿下牙较上牙松？ ………（101）

● 牙折裂如何处理？ ……………………………（102）

● 牙根打桩是怎么回事？ ………………………（103）

● 什么是烤瓷牙套？ ……………………………（104）

● 什么是锤造金属牙套？ ………………………（105）

● 什么是铸造金属牙套？ ………………………（106）

● 什么是铸造陶瓷牙套？ ………………………（107）

● 什么是前牙贴面术？ …………………………（107）

● 镶固定义齿后易出现哪些问题？ ……………（108）

● 断牙能再接吗？ ………………………………（110）

● 什么是口腔粘接技术？ ………………………（111）

● 什么是粘接固定义齿？ ………………………（112）

● 孩子能镶牙吗？ ………………………………（113）

● 哪种塑料适合假牙？ …………………………（113）

● 常用的做义齿的金属材料有哪些？ …………（114）

● 为什么会有食后塞牙现象？ …………………（115）

● 食物嵌塞怎么办？ ……………………………（116）

● 什么是牙科精密铸造？ ………………………（118）

● 什么叫磁体固位系统？ ……………………………（119）

● 金属钛在牙科有何应用？ …………………………（120）

● 智齿与镶牙有关系吗？ ……………………………（121）

● 什么情况下可做种植义齿？ ………………………（122）

● 如何进行种植义齿的维护？ ………………………（123）

● 牙科常用的种植材料有哪些？ ……………………（124）

● 什么是计算机辅助设计与义齿制作？ ……………（125）

● 口腔医学美学在修复方面有何应用？ ……………（126）

口腔正畸知识篇

● 什么是错𬌗畸形？ …………………………………（131）

● 哪些因素可能导致错𬌗畸形？ ……………………（131）

● 错𬌗畸形的临床表现及危害有哪些？ ……………（132）

● 牙排列不齐可以纠正吗？ …………………………（133）

● "龅牙"可以改变吗？ ………………………………（133）

● 什么是"地包天"？ …………………………………（134）

● 什么是正畸治疗？ …………………………………（135）

● 正畸治疗的最佳年龄是多大？ ……………………（136）

● 正畸治疗的时间很长吗？ …………………………（136）

● 正畸治疗会损害牙吗？ ……………………………（137）

● 有关正畸治疗的注意事项有哪些？ ………………（139）

● 正畸治疗后，牙会"复原"吗？ ……………………（141）

儿童口腔及其疾病预防篇

● 什么是"六龄牙"？ …………………………………（147）

● 孩子的"马牙"是怎么回事？ ………………… (148)

● 儿童易患龋病的主要原因是什么？ ………… (149)

● 儿童患龋病需及时治疗吗？ ………………… (149)

● 如何做好儿童口腔清洁工作？ ……………… (150)

● 儿童晚上睡觉夜磨牙怎么办？ ……………… (151)

● 给孩子吃精细食物好吗？ …………………… (151)

● 需要重视孩子的不良习惯吗？ ……………… (152)

● 什么是鹅口疮？ ……………………………… (153)

● 什么是窝沟封闭？ …………………………… (154)

目
录

天天爱牙日 健康一百年

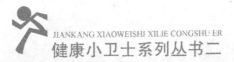

JIANKANG XIAOWEISHI XILIE CONGSHU ER

健康小卫士系列丛书二

天天爱牙日　健康一百年

口腔生理知识篇

● 口腔就是"嘴巴"吗？

口腔俗称"嘴巴"，是消化管的起始部分，前借口裂与外界相通，后经咽峡与咽相续。口腔内有牙、舌、唾液腺等器官。口腔的前壁为唇，侧壁为颊，顶为腭，底由黏膜、肌组织等构成。

（1）唇：构成口腔的前壁，分为上、下唇。两唇之间的裂隙称口裂，其两侧结合处称口角。上唇的外面正中线上有一纵行的浅沟称为人中，是人类特有的结构。急救昏迷病人时常针刺或指压刺激人中，可促使病人苏醒。

（2）颊：构成口腔的两侧壁，是一肌性器官，具有感受味觉、协助咀嚼和吞咽食物，以及辅助发音等功能。

（3）舌：分为上、下两面。上面称舌背，由呈"八"形的界沟分为前2/3的舌体和后1/3的舌根。舌体的前端称舌尖。舌的下面正中线上有一连于口腔底的黏膜皱襞，称为舌系带。其根部的两侧各有一个小的黏膜隆起，称舌下阜，是下颌下腺与舌下腺大管的开口处。

（4）牙：是嵌于上、下颌骨牙槽内的特殊硬组织，呈对称性分布，分别排成上牙弓、下牙弓。

（5）唾液腺：是开口于口腔的各种腺体的总称，分为大、小两类，能分泌唾液。小唾液腺包括唇腺、颊腺等；大唾液腺有3对，包括腮腺、下颌下腺和舌下腺。

● 人的一生有多少颗牙？

人的一生中有两套牙发生，根据牙在口腔内存在的时间

天天爱牙日 健康一百年

分为乳牙和恒牙。

乳牙在出生后 6 个月～8 个月开始萌出，2.5 岁左右乳牙全部萌出，共 20 颗。6 岁～14 岁，乳牙逐渐脱落而为恒牙所代替，此期称为替牙时期或混合牙列期。因此，乳牙在口腔内的时间为 5 年～10 年，2.5 岁～6 岁为乳牙殆期。

恒牙是继乳牙脱落后的第二副牙列，非因疾病或意外损伤不会脱落，脱落后再无牙可萌出代替。恒牙有 28 颗～32 颗，有 4 颗牙是成人之后才长出来的，称第三磨牙，俗称智齿或"尽头牙"，也不是所有人都会萌出这 4 颗牙，所以能看见的恒牙为 28 颗～32 颗。但是，未能萌出的最后 4 颗牙一般能够通过 X 线摄影看见，正常成人都有 32 颗牙。第一恒磨牙自受精后第 4 个月开始发育，6 岁开始萌出，是最先萌出的恒牙，不替代任何乳牙。12 岁后乳牙全部脱落，称为恒牙殆期。每颗恒牙的萌出也都有一定的时间和顺序，并且左右侧同名牙是成对萌出的。

真正行使功能的牙多为 28 颗。当牙脱落一两颗时，并不会影响口腔咀嚼功能及全身健康。但是，当牙逐渐脱落剩下不到 20 颗时，食物就得不到充分咀嚼，从而影响消化功能；除此，说话发音也会受到不良影响，容貌会显得苍老，对人的心理也会产生负面影响。另外，牙还是机体重要的平衡器官，人的许多体力活动和注意力集中的脑力劳动都需要牙咬合来配合。人的平衡功能一旦受到影响，就容易出现活动失误、摔倒等现象。此时，如果将脱落的牙及时修复好，口腔中保持 20 颗以上有功能的牙，人的衰老速度就会减慢，有利于延长人的寿命。

● 你了解你的牙吗？

牙分为牙冠、牙颈、牙根三部分。暴露于口腔内的部分称为牙冠，色白而有光泽；嵌于牙槽内的部分称为牙根；介于牙冠与牙根之间的部分被牙龈包绕，称为牙颈。牙的内部空腔称为牙髓腔，内有富含血管和神经的牙髓组织。牙髓腔位于牙根内的部分称为牙根管，与牙槽骨相通。牙髓发炎时，可引起剧烈的疼痛。

从组成成分上，牙由釉质、牙本质、牙骨质三部分组成。覆盖在牙冠表面的一层白色、半透明、有光泽的物质称为釉质；包绕在牙根表面的一层较薄的、黄色骨样组织称为牙骨质；位于釉质和牙骨质的内层淡黄色的组织称为牙本质，它是构成牙的主体，也是牙髓腔及根管的侧壁。若用显微镜观察，可见到牙本质内有许多排列规则的细管，称为牙本质小管。小管内有神经纤维，当牙本质暴露后，能感受外界冷、热、酸、甜等刺激，从而引起疼痛。

牙龈、牙周膜和牙槽骨共同构成牙周组织，对牙有保护、支持和固定作用。

● 牙有哪些分类及名称？

牙是口腔器官中重要的组成部分之一。口腔中的牙形态各异，根据牙的形态特点和功能特性，可将乳牙分为切牙、尖牙和磨牙，恒牙分为切牙、尖牙、前磨牙和磨牙。以下以恒牙为例，简述各类牙的名称及主要功能。

切牙：俗称"门牙"，位于口腔前部，上、下、左、右共 8 颗，主要功能是切断食物。

尖牙：俗称"犬齿"，位于口角处，上、下、左、右共 4 颗，牙冠有一突出的牙尖，主要功能是穿刺和撕裂食物，有一粗壮而长的单根，是面容饱满的重要支撑，尖牙丧失导致口角塌陷，容易出现衰老面容。

前磨牙：又名"双尖牙"，位于尖牙之后、磨牙之前，上、下、左、右共 8 颗，主要功能是协助尖牙撕裂食物及协助磨牙捣碎食物。

磨牙：位于前磨牙之后，上、下、左、右共 8 颗～12 颗，牙冠有一个宽大的咬合面，其上有 4 个或 5 个牙尖，主要功能是磨细食物。一般上颌磨牙为 3 根，下颌磨牙为双根。

● 你的面部表情丰富吗？

人可以用丰富的面部表情表达喜、怒、哀、乐等不同的情绪，而任何一种面部表情都是由面部肌肉发挥整体功能来完成的。从解剖学角度讲，头面部表情肌分为口、鼻、眼眶、耳、颅顶 5 群。

口周围肌群包括笑肌、颧肌、上唇方肌、尖牙肌、三角肌、下唇方肌、颏肌、口轮匝肌、颊肌。鼻部肌群包括鼻肌、降鼻中隔肌、鼻根肌。眼眶周围肌群包括眼轮匝肌、皱眉肌。耳部肌群包括耳前肌、耳上肌、耳后肌，已基本退化。颅顶肌群包括额肌、枕肌、帽状腱膜。

尽管每种面部表情都是由面部肌肉整体功能完成的，但是某些特定部位的肌肉对于表达某些特殊情感时的作用更明显。一般而言，表现愉悦的关键部位是嘴、颊、眉、额，表现厌恶的是鼻、颊、嘴，表现哀伤的是眉、额、眼睛及眼睑，表现恐惧的是眼睛和眼睑。

另外，口周围肌群除了参与表现喜、怒、哀、乐各种情绪外，还直接参与语言、咀嚼、吞咽等活动，是面部重要的功能肌群。

● 什么是口腔黏膜？

口腔内从唇红向里，所有覆盖口腔内面的组织都称为黏膜。唇红是皮肤与黏膜的移行处。口腔黏膜的组织结构与皮肤基本形似，由上皮和固有层构成，其中上皮相当于皮肤的表皮，固有层相当于皮肤的真皮。不同的是口腔黏膜含有丰富的黏液腺。

● 舌头怎么知道酸、甜、苦、辣？

人吃东西能品尝出酸、甜、苦、辣等味道，这是因为舌头上有味蕾，它是味觉的感受器。正常成年人有一万多个味蕾，绝大多数分布在舌的背面，尤其是舌尖部分和舌侧面；口腔的腭、咽等部位也有少量的味蕾。人吃东西时，通过咀嚼及舌、唾液的搅拌，味蕾受到不同味物质的刺激，将信息由味神经传送到大脑味觉中枢，便产生味觉，品尝出食物的滋味。味蕾所感受的味觉可分为甜、酸、苦、咸4种。其他味觉，如涩、辣等都是由这4种融合而成的。

感受甜味的味蕾在舌尖比较多，感受酸味的味蕾在舌的两侧后半部分比较多，感受苦味的味蕾集中在舌根部，感受咸味的味蕾在舌尖和舌两侧的前半部分。每一个人味蕾分布的规律可能有一些小小的不同。除了味蕾以外，舌和口腔还有大量的触觉和温度感觉细胞，在中枢神经，把感觉综合起来，特别是有嗅觉参与，就能产生多种多样的复合感觉。

随着年龄增长，舌头上的味蕾约有 2/3 逐渐萎缩，造成角化增加，味觉功能下降。高热、感冒、舌溃疡等疾病之后常常口淡而无味儿。口腔黏膜病、龋病、牙周病、牙缺失没有修复等因素可造成病人咀嚼不便，唾液分泌不足。另外，消化系统疾病、糖尿病、维生素缺乏症等长期发生的慢性疾病，也可导致病人舌乳头萎缩，味蕾减少，影响味觉。烟、酒对舌乳头有直接损害，嗜好烟、酒，可促使味蕾退化、味觉下降，使人食而无味。

新鲜蔬菜和水果中含有多种维生素和微量元素，有保护舌乳头味蕾的作用。每天口服维生素 C 可刺激舌乳头味蕾；每天做口腔运动，叩齿咽津，强身健齿，可促进唾液分泌，延缓舌乳头味蕾老化。

● 口水从哪里来？

唾液俗称"口水"，是由口腔内分泌唾液的腺体所分泌的。哺乳动物有 3 对较大的唾液腺，即腮腺、下颌下腺和舌下腺，另外还有许多小的唾液腺。

（1）腮腺：为 3 对大唾液腺中最大的一对，略呈三角楔形，位于外耳道的前下方。腮腺管发自腮腺的前缘，在颧弓下一横指处向前越过咬肌表面，最后穿颊肌，开口于上颌第二磨牙牙冠相对的颊黏膜上。

（2）下颌下腺：位于下颌体的深面，略呈卵圆形，腺管开口于舌下阜。

（3）舌下腺：为大涎腺中最小的一对，位于舌下襞的深面，腺管开口于口底黏膜。

（4）小唾液腺：散在于口腔黏膜内，如唇腺、颊腺、腭腺、舌腺。

唾液约 70％ 由下颌下腺分泌，约 25％ 由腮腺分泌，约 5％ 由舌下腺分泌。唾液腺分泌唾液，可湿润口腔，有利于吞咽和说话。人唾液中含有淀粉酶，能初步分解食物中的淀粉。此外，唾液中还含有溶菌酶和免疫球蛋白，具有一定的免疫作用。

● 到口腔医院看病，该挂哪一科的号？

一般有分科的口腔医院门诊分为口腔内科、口腔修复科、口腔颌面外科、口腔正畸科及其他科室。现将一般疾病对应就诊的科室简单介绍如下。

（1）口腔内科：主要诊治牙体、牙髓、牙周以及口腔黏膜病，如龋牙填充、根管治疗、牙周炎治疗、美牙（即四环素牙、釉质不全、氟斑牙等的治疗）、松牙固定、食物嵌塞的治疗和口腔溃疡的治疗。

（2）口腔颌面外科：主要诊治先天性唇裂（兔唇）、腭裂，口腔颌面部外伤急救，各种外伤造成的颌骨骨折、软组织损伤；口腔面部良、恶性肿瘤，如舌癌、颊癌、颌骨癌；各种头颈颌面部囊肿、血管瘤、包块等；颌面部整形及美容，如颌骨畸形、耳鼻缺损的修复和矫治等，以及面颌瘢痕畸形矫正；颌面部感染、神经疾病的治疗，如腮腺炎、颌骨骨髓炎、冠周炎、三叉神经痛、面神经瘫痪等；颞颌关节疾病的诊断和治疗，如颞颌关节痛、弹响、脱位、张口受限等；牙槽外科，如拔牙以及各种假牙修复的外科手术。

（3）口腔修复科：俗称镶牙科，主要诊治部分或全部牙缺失修复、CAD-CAM（计算机辅助设计与辅助治疗）牙体表面硬组织缺损、颌面部肿瘤手术后缺损修复等，如部分活动假牙、全口活动假牙、固定假牙、夹板、种植义牙等。

（4）口腔正畸科：青少年及部分成年人的牙颌畸形矫正治疗、预防及阻断矫治，正畸外科联合治疗，唇腭裂联合治疗，颞颌关节正畸治疗，正畸牙周联合治疗以及正畸修复联合治疗。

（5）儿童牙病科：主要诊治儿童龋牙（虫牙）的充填治疗、儿童牙髓及根尖周疾病的根管治疗、变异干髓外疗、牙髓炎、牙周炎的牙周基础治疗、儿童牙外伤的应急处理、松牙固定、年轻恒牙的护髓治疗和根尖诱导形成治疗、恒牙缺损、乳牙早失间隙保持治疗，以及儿童常规口腔健康检查、咨询和儿童恒磨牙的保护性治疗，如窝沟封闭、氟化物防龋等。

（6）颞颌关节病科：主要诊治不明原因的头痛、面痛、耳心痛、下颌关节弹响和疼痛、嚼东西无力、张口困难、下颌脱位、不自主咬牙和夜磨牙等；牙缺失后或安装假牙不正确导致口张不开、张口咀嚼关节痛和牙痛、听力下降等症状；因服用四环素及吸烟、饮酒、饮茶等使牙变黄的漂白治疗。

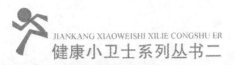

JIANKANG XIAOWEISHI XILIE CONGSHU ER

健康小卫士系列丛书二

天天爱牙日　健康一百年

口腔内科知识篇

● 牙菌斑是怎么形成的?

牙菌斑是牢固地黏附在牙表面、未矿化的细菌性沉积物。它是细菌的微生态环境,细菌在此环境中生长、发育、繁殖、衰亡,进行着复杂的代谢活动。牙菌斑内的细菌所产生的毒素及其他有害物质可直接刺激牙龈,使牙龈发炎形成牙龈炎。其代谢产生的酸在口腔局部聚集到一定浓度,也可导致龋病的发生。

菌斑被清除几小时后又会很快出现,如果不刷牙,食物碎屑长期积存在牙上,慢慢就会形成厚厚的、粗糙的、可见的软垢,时间一长则变硬形成牙结石。牙结石表面易黏着菌斑且又不容易被清除,从而引起牙龈发炎。因此,我们每天要有效地清除牙菌斑才能有效地控制龋病和牙周疾病,维护口腔健康。

● 你有牙结石吗?

牙结石是沉积在牙面上的已矿化或正在矿化的牙菌斑及软垢。牙结石以龈缘为界分为龈上结石和龈下结石。龈上结石颜色较浅,亦可因吸烟或进食有色食物而着色呈深色。通常存在于唾液腺开口处的牙面或牙颈部,如下前牙的舌侧、上颌第一磨牙的颊侧,以及口腔黏膜运动不到的牙面等。龈下结石的体积较小,多呈深色,与牙面的附着较龈上结石牢固。

牙结石开始时是软的,会因逐渐矿化而变硬。牙结石与牙周病的关系非常密切,其致病作用主要是牙结石提供了牙菌斑附着滋生的场所，妨碍日常口腔卫生措施的实施。牙结石多孔的结构也容易吸附大量的细菌毒素，加上其本身坚硬粗糙，会不断刺激牙周组织，并压迫牙龈，影响血液循环，造成牙周组织的感染，引起牙龈发炎、萎缩，形成牙周袋。牙周袋形成后，食物残渣、牙菌斑和牙结石等则更容易堆积。这种新的堆积又进一步地破坏更深的牙周膜，如此不断的恶性循环，最终导致牙周支持组织全部破坏殆尽，而使牙难逃拔除的厄运。

牙结石形成的速度、形态和硬度因人而异，一般来说快速形成的牙结石要比慢慢形成的牙结石软且碎。因此，在牙结石形成之初，使用口腔清洁法如刷牙法，很容易清除牙结石，等到牙结石矿化后就不易清除了。

刷牙是预防牙结石形成的一种简便而又行之有效的方法，早晚刷牙、饭后漱口是防治牙结石形成的最重要措施。牙结石的沉积是由少到多，逐渐形成的。经常刷牙可将刚刚开始沉积于牙面的牙垢、牙结石及时刷掉。使用保健牙刷，选用含氟牙膏，采用正确的方法刷牙，纠正横刷法等，不仅可清除食物残渣、牙面菌斑、牙垢污物，防止牙结石的形成和沉积；而且还能起到按摩牙龈，促进牙周组织血液循环，增强牙周组织抗病能力的作用。

另外，饮食上均衡营养，粗细搭配。多吃富含维生素的粗纤维食物，如各种蔬菜和水果，充分咀嚼以利于牙面清洁。少吃甜食及黏性很强的食物，不吃零食。有条件的人应每6个月进行1次口腔健康检查，每年进行2次或3次全口超声波洁牙，使牙面、牙颈部经常处于洁净状态，远离牙结石。

● 你有一口洁白的牙吗？

牙出现色泽异常时，牙冠会失去原有的乳白色、半透明的光泽，肉眼观察可见牙冠表面出现灰白、黯黑、黄褐或者红色等异常颜色。牙色泽异常的原因一般可以分为外源性着色和内源性着色两种。

外源性着色是由饮食中的色素或者口内细菌产生的色素在牙面上沉积所致，与饮食习惯、嗜好及口腔卫生习惯有关。例如，长期饮浓茶、咖啡，吸烟、嚼烟，嚼槟榔，不常刷牙或者刷牙不认真、方法不正确等因素都可能导致牙面色素沉着，牙失去原有色泽。外源性着色可以通过认真刷牙、保持口腔清洁卫生等方法预防。已有的外源性色素沉着可以通过超声波洁牙来去除。

内源性着色是指牙髓腔壁或牙髓组织发生了病理变化，或者由于有色复合物沉积在牙本质内，而产生牙外观色泽的变化。例如，牙髓坏死，长期接触铜、铬、铁等矿物质，婴幼儿时期服用四环素类药物或生活在高氟地区等因素均可导致牙发生内源性着色。内源性着色的牙不能通过清洁牙的方式来去除色素，只能通过漂白牙来改善牙冠的变色情况，改善的效果可能会有个体差异。对牙外观要求比较高者，可以通过烤瓷冠的方式达到美容修复的目的。

在保证了口腔清洁后，牙美白是指将化学氧化性漂白药物放在牙表面或内部，与牙发生化学反应使牙本身的颜色变白，或用物体黏附在牙表面遮盖牙本色，使牙颜色变白的过

天天爱牙白 健康一百年

程。但必须注意的是，健康的牙并非真的是雪白，而且漂白的过程不可避免地会带来牙结构上的一些损害，何况把牙漂得过白会非常不自然。拥有一口自然健康的牙才是应该追求的美丽目标。

●"虫牙"是被虫蛀了吗?

"虫牙"是龋病（或龋牙）的俗称。龋病是一种多因素的、以致龋细菌为主要病原的牙硬组织自外向内的慢性、进行性、破坏性疾病。多种致龋细菌可以在牙表面与食物残渣一起形成牙菌斑，并利用食物中的"糖类"代谢产生有机酸。口内局部滞留的有机酸达到一定浓度，即可使牙硬组织中的矿物质溶解，继而破坏牙硬组织中的基质蛋白，导致牙硬组织形成不可修复的缺损，即龋洞。

1. 按照病变深度分类

（1）早期釉质龋：一般无自觉临床症状，部分病人用舌尖舔舐病变处时，可自觉有粗糙感；牙面外形完整，无实质性缺损，牙表面光泽消失，病变区呈白垩色改变。

（2）浅龋：一般无自觉临床症状，病变区质软，有实质性缺损，病变区牙面呈白垩色或棕褐色改变。浅龋发生在牙冠部时，为釉质浅龋；发生在牙根面时，多为牙骨质龋或牙本质浅龋。

（3）中龋：对冷、热、酸、甜等刺激敏感，多为一过性敏感症状，无持续性疼痛。病变区质软，有实质性缺损，可见龋洞。洞底位于牙本质浅层，病变区牙面釉质呈墨浸样改变。

（4）深龋：可有明显的冷、热、酸、甜刺激敏感症状，或有食物嵌塞或落入龋洞中的一过性疼痛，但无自发痛。病变区质软，有实质性缺损，可见大龋洞。洞底位于牙本质深层。若龋洞发生在牙面窝沟处，可形成口小底大的三角形病变区，洞缘四周呈墨浸样改变。

2. 按照病变进展速度分类

（1）急性龋：多发生在某些龋病易感个体的乳牙或新萌出的恒牙上；病变发展速度快，早期即可波及牙髓；病变区牙面有实质性缺损、着色浅、质软，易去除。

（2）慢性龋：多发生在成年个体的恒牙上；病变区牙体硬组织有实质性缺损，着色深，多呈棕褐色，质硬，不易去除。

（3）静止龋：龋病发展过程中，口腔内环境的改变如牙面更易清洁等，可使病变速度变慢，无进一步进展趋势，最终呈静止状态，即为静止龋。多见于磨牙无深窝沟的𬌗面和无邻牙接触的牙光滑面；病损区呈浅褐色，质硬。

3. 其他特殊的龋病

（1）猛性龋：为快速进行性龋，病变常在短期内同时累及多牙、多个牙面，尤其是一般不发生龋病的下颌前牙等部位也发生了。多见于儿童和青少年，可能与牙发育钙化不良有关，也可能与经常食用高含量的精细糖类（碳水化合物）饮食有关；还可见于全身系统性疾病导致唾液分泌显著减少的病人，或因头颈部恶性肿瘤行放射治疗导致涎腺破坏、口腔干燥的病人。病变区牙面多有实质性缺损、着色浅、质软，易去除。

（2）继发龋：发生在已做过牙体治疗的患牙上，龋坏部位位于充填体的边缘或已治疗龋洞的洞底，表现为洞缘有着色、质软、充填体与洞壁间可有缝隙。

（3）再发龋：发生在已做过牙体治疗的患牙上，但龋坏部位位于原有充填体以外，与患牙的原有充填体无关。

理想的龋病治疗不仅仅包括对患牙龋洞的充填或修复，还包括对口腔内其他牙龋病的控制和预防。已经形成龋洞的牙必须及时到医院就诊，通过治疗去除龋洞内腐坏的组织，用牙科材料充填或修复。还未形成龋洞的早期龋、牙根面浅龋，可以在医生的指导下，通过局部涂氟和再矿化的方法治疗。养成早晚刷牙、进食后漱口的好习惯，有条件的人应定期复查，如急性龋、猛性龋病人应每3个月复查1次，儿童应每6个月复查1次，一般病人应每年复查1次。

●"补牙"的注意事项有哪些？

根据龋病的程度不同，采用的龋洞填充材料不同，病人在完成龋病治疗（补牙）后，有不同的注意事项，现简述如下。龋洞小且浅者，龋洞充填后一般没有任何不适感。若龋洞较深，有时难免会出现轻微的冷热不适感，一般2周左右症状会逐渐自行消失；若经过数月后症状仍不缓解或出现自发性疼痛，则应进一步诊治。

充填龋洞的材料种类很多，前牙多用和牙颜色相同的非金属类材料，如复合树脂、玻璃离子粘固粉等；后牙多用能负担一定咀嚼压力的金属材料，如银汞合金。

复合树脂、粘固粉类的非金属材料，在医生充填以后其凝固的程度只能达到 80％左右，24 小时后才能完全凝固。因此，用这些材料补牙 24 小时内应该吃些较软的食物，24 小时后才能恢复正常饮食。如果是前牙的大面积缺损充填后，平时咬东西时要多加小心，避免填充物折断或脱落，以延长其使用时间。

银汞合金是金属材料，充入龋洞 2 小时内不能吃任何食物，24 小时内不能用该牙咀嚼食物，以免造成充填材料变形、折断或脱落。

龋牙经过复杂的治疗后，由于失去了部分营养来源，牙会渐渐变脆。因此，经过充填以后的牙虽然可以恢复部分正常的咀嚼功能，但在咬带有硬壳类的食物时要多加小心，以免造成牙体的碎裂。

● 牙痛真的不是病吗？

俗话说"牙痛不是病，痛起来真要命"。牙痛是口腔临床最常见的症状，常常是病人就诊的主要原因。多种牙病和一些非牙源性疾病均可引起牙痛。下面将引起牙痛症状的一些常见疾病分述如下。

（1）急性牙髓炎：是最常见的引起牙痛的牙病，表现为自发性、阵发性、放射性疼痛（不能定位究竟哪颗牙为患牙），夜间疼痛较白天加重，冷热刺激可引发剧烈疼痛或者使疼痛加剧，刺激去除后疼痛持续时间较长。初期也可表现为热刺激疼痛剧烈，冷刺激则可缓解疼痛，临床上称为"热痛冷缓解"现象。有效的治疗方法是根管治疗。

（2）牙根尖周炎：是常见的引起牙痛的牙病，多由牙髓炎扩散到根管口，致根尖周围组织发炎，表现为持续性牙痛。患牙有伸长感，触、压痛明显，不能咬食物。有效的治疗方法是根管治疗，并同时服用消炎、止痛药。

（3）龋病：浅龋一般无症状，如龋洞变得大而深时，常表现为冷热刺激一过性疼痛，无自发痛。多为进食时牙痛，吃甜食或过冷、过热的食物时疼痛加重。有效的治疗方法是去除龋坏组织，填补龋洞。

（4）牙本质过敏症：又称牙敏感症，患牙多因磨耗、外伤、楔状缺损等引起牙本质暴露，表现为遇机械刺激或冷、热、酸、甜时疼痛，咬硬物时酸软疼痛，无自发痛，刺激去除后疼痛立即消失。

（5）牙外伤：如意外摔倒、碰伤或吃饭时咬到砂粒等导致牙折或牙裂，引起牙痛。可先服消炎、止痛药，有条件者应到口腔科处理。

（6）冠周炎：第三磨牙（智齿、"尽头牙"）萌出困难（阻生），加上口腔卫生不良，引起牙冠周围组织发炎、肿痛。有条件者应到口腔科冲洗并口服消炎、止痛药，严重者甚至需要输液（静脉滴注抗生素），以防炎性物质扩散导致颌面部间隙感染。消炎后视智齿的具体情况考虑拔除与否。

（7）其他：流感、三叉神经痛、颌骨囊肿或肿瘤、高血压、心脏病，有时也会引起牙痛，切不可盲目滥用止痛药，应及时去医院专科就诊。

● 什么是根管治疗？

根管治疗是针对牙、牙髓、根尖周病变的一个治疗过程。根管治疗术是通过清除根管内的坏死物质，进行适当的消毒，充填根管，以去除根管内容物对根尖周围组织的不良刺激，防止发生根尖周病变或促进根尖周病变愈合的一种治疗方法。

（1）根管治疗的适应证有：①任何原因（包括龋病、隐裂、冠折、畸形中央尖、过度磨耗、牙周病逆行性感染、意外穿髓等）引起的牙髓炎及牙髓坏死不能保留活髓的情况；②任何原因引起的根尖周病变；③尤其对于残冠、残根牙，修复科需要进行桩冠修复的，根管治疗术是唯一可以选择的治疗方法。根管治疗的成功率在 90％ 以上，是目前保存患牙最好的治疗方法。

（2）根管治疗的注意事项：①根管治疗术较费时，一般来说，要分 2 次～4 次就诊才能完成；②费用相对较高；③根管治疗期间或完成后可能出现短暂不适，通常服用消炎药或止痛药可缓解，局部出现肿痛应及时就医；④根管治疗后牙体失去牙髓的营养供给，脆性变得较大，最好行嵌体或冠修复，防止牙折裂，以延长牙的寿命。

（3）根管治疗的主要优点：①可以保持自然牙排列的完整性，预防邻接牙的移位、龋病、牙周病的发生，防止拔牙后牙槽骨骨质丧失过多，影响脸形的外观及假牙的稳定性；②可以避免因牙早期拔除所造成的不良咬合，进而免除矫正治疗的麻烦；③对于有严重全身性疾病者，如先天性心脏病、糖尿病、结核病、血友病、巨幼红细胞性贫血、风湿热、白血病、高血压等病人，选用根管治疗可减少拔牙的危险性。

● 冷热酸甜，想吃就吃？

"冷热酸甜，想吃就吃"是一种理想的口腔状况，但是很多人都没有这样一口好牙。他们在进食某些冷、热、酸、甜或较硬的食物时，牙会有尖锐的、异常酸痛的感觉；除去这些刺激物后，酸痛感即消失，这种症状称为牙本质过敏症。

凡能使牙本质暴露的各种牙体疾病、牙周疾病或者经牙体、牙周病治疗术后产生的情况，均可产生牙本质过敏症。例如，牙颈部楔状缺损、磨损、外伤引起牙体折断，中龋，牙隐裂，牙周萎缩导致牙颈部暴露等情况均可导致牙本质暴露。

另外有些病人，可能牙本质并未暴露，但全身由于各种原因，如头颈部大剂量放疗后，妇女月经期、围生期等情况时，全身可能出于应激性增高的状态，神经末梢敏感性增强，亦可能出现牙本质过敏症。

出现牙本质过敏症后，一方面应注意勿继续进食可能引起刺激的食物，每天坚持使用含脱敏剂的牙膏刷牙；另一方面可以到医院寻求治疗。对小而深的敏感点，可做充填或调殆；对敏感部位行脱敏治疗并调磨对殆过高的牙尖；牙颈部敏感区的脱敏应注意避免脱敏剂烧伤牙龈，应选用无腐蚀的脱敏剂；对多个牙敏感点，尤其位于牙颈部的，可考虑用激光或直流电离子导入法脱敏；若脱敏无效或激光法脱敏疼痛明显者，特别是伴有较严重的磨损者，可做牙髓治疗。

● 吃东西时，石子或坚硬的食物磕到牙怎么办？

米饭里的小石子、小骨头渣子以及其他可能的硬物在进食时磕到牙的情况时有发生。通常被磕到的牙会出现短暂的疼痛，这种情况通常容易导致牙隐裂。

牙隐裂又称为不全牙裂或牙微裂，指牙冠表面的非生理性细小裂纹，常不易被发现。牙隐裂的裂纹常深入到牙本质结构，是引起牙痛的原因之一。隐裂牙发生于上颌磨牙最多，其次是下颌磨牙和上颌前磨牙。

表浅的隐裂常无明显症状，较深时则遇冷热刺激敏感，或有咬合不适感。深的隐裂因已达牙本质深层时，多有慢性牙髓炎症状，有时也可急性发作，并出现定点性咀嚼剧痛。出现以上症状时应及时就医，以免炎症进一步扩散。

浅表性的隐裂无明显症状且牙髓活力正常者，可进行调拾治疗，也可将裂纹磨去后做预防性充填。较深的裂纹或已有牙髓病变者，则应进行牙髓治疗并及时用全冠修复。

● 哪些不良习惯可引发牙周炎？

牙周炎是指侵犯 3 种牙周组织（牙周膜、牙龈及牙槽骨）以及牙骨质的慢性破坏性疾病。大多数牙周炎是由牙龈炎发展而来的，除了有牙龈炎的症状外，还有牙周袋形成以及牙槽骨吸收，如果不采取及时有效的治疗，最终会导致牙松动及脱落。牙周炎是成年人及老年人牙拔除最主要的原因。

天天爱牙日 健康一百年

慢性成人牙周炎最为常见，大多数都是由牙龈炎发展而来的。引发牙龈炎及牙周炎最主要的病因是口腔卫生不良，龈上和龈下存在较多的牙结石，附着在牙结石上的细菌可侵犯牙龈或全部牙周组织，引发炎症，继而出现牙周袋、牙周溢脓，如不及时治疗则最终导致牙松动甚至脱落。

不良习惯虽然不是引发牙周病的主要因素，但它会影响牙周病的治疗效果，甚至可以加速牙周病的发展，这些不良习惯大体可包括以下几种。

（1）偏侧咀嚼：即只用一边牙吃东西。它可以导致不用侧的牙表面堆积大量牙菌斑、牙结石，从而引发牙周病。同时惯用侧牙可出现严重磨耗，造成塞牙，引发或加重牙周病。

（2）夜磨牙、紧咬牙：可造成牙的严重磨耗，加重牙周组织负担，可造成食物嵌塞，或使原有的牙周病变加重。

（3）偏食习惯：可造成蛋白质和维生素 A、C、D 的缺乏，从而引发或加重牙周病。

（4）吸烟：对全身骨骼都有影响，可加重骨骼的吸收。牙槽骨的吸收是牙周病的一个病变过程。

（5）某些职业习惯：如补鞋匠、木工等在工作时，习惯用牙咬铁钉、鞋针或线等，对牙体及牙周均有损害，如牙冠出现缺口或前牙出现松动、移位等。

（6）其他习惯：咬嘴唇、咬笔、咬指甲、张口呼吸等，这些都可加重牙周组织的负荷，还可使前牙移位，出现塞牙等症状，或使牙周组织原有病变加重。

因此，牙周病病人必须纠正已养成的不良习惯，只有这样，才能巩固牙周病的治疗效果。无牙周病的人，也应当戒除以上不良习惯，以免牙周组织受损。养成良好的习惯、具有正确的口腔健康预防意识能够有效地预防牙周病。

● 牙龈为什么容易出血？

牙龈出血分为被动出血和主动出血两种。被动出血是指牙龈受到外界刺激，如刷牙、吮吸、咬甘蔗等情况时流血，一般流血可以自行停止。自动出血是在没有任何刺激时即自行流血的情况，一般无自限性且出血量多。

牙龈的慢性炎症是造成牙龈出血最常见的原因，一般多为有刺激因素的被动出血。出血部位的牙龈多红肿、松软，牙局部有较多结石、软垢，口腔卫生较差。部分病人口腔内或有不良修复体、粗糙的充填物或嵌塞的食物。保持口腔卫生是预防牙龈慢性炎症最有效的方法。

妊娠期牙龈炎也是牙龈出血较常见的原因。由于病人正处于妊娠期，受体内激素的影响，牙龈呈鲜红色、质地松软，轻轻触碰则极易出血，也可能有自动出血现象。分娩后大多数妊娠期牙龈炎会消退，出血停止或减轻。倘若肥大的牙间乳头继续向两侧生长即形成有蒂或无蒂的妊娠期牙龈瘤，此牙龈瘤颜色鲜红或暗紫、质地松软，极易出血。对于大到已经影响咀嚼功能的妊娠期牙龈瘤可以在妊娠 4 个月~6 个月时切除。

● 牙为什么会松动？

正常情况下，由于牙通过有弹性的牙周膜与牙槽骨相

天天爱牙日 健康一百年

连，牙只有轻微到几乎不被觉察的生理性动度，就像栽种得很好的树木有强壮的根系和瓷实的水土一样稳固。在病理情况下，由于牙根本身或者牙根周围的牙周组织发生病理性改变，也如树木根系遭到破坏或者根部水土流失一样，牙就会出现松动，严重者甚至脱落。

牙松动的原因包括外力撞击、牙周病性牙龈萎缩、老年人牙龈营养缺乏萎缩（退行性改变）等。前一种是属于外力引起的松动，后两种情况都是由于牙龈出现问题。

牙周炎是牙松动最常见的原因。松动为逐步加重，牙周病发展至较为严重的程度时，大多数牙会发生松动。牙周病引起的牙松动，特点是牙周支持组织广泛破坏，严重地影响咀嚼功能。加上牙周溢脓、出血、口臭等症状，给病人身心健康带来极为不利的影响。

牙周炎引起的牙松动是一种慢性疾病，疗程较长，由于病因复杂，治疗的方法也是多方面的。在全身的治疗中，应注意提高机体的抵抗力、增加营养、增强体质。局部治疗的关键是控制炎性感染，保持口腔卫生，学会正确的刷牙方法；有牙结石的病人应定期到医院洁牙；患牙有较深的牙周袋且牙周经常肿胀、溢脓者须手术治疗，以清除牙周袋内的肉芽组织及牙龈下结石，使牙周支持组织再生、恢复，并采用钢丝结扎或夹板固定松动的牙。

另外，颌骨骨髓炎、颌骨内有肿物或其他一些全身性疾病亦可出现牙松动，这些病理性因素下产生的牙松动多在短时间内累及多颗牙，破坏较为广泛，常伴有其他症状，需进一步到医院就诊，以确诊治疗。

健康小卫士系列丛书（二）

天天爱牙日 健康一百年

● 牙龈肿大有哪些原因？

牙龈肿大是很多牙龈病的一个常见临床表现。根据牙龈肿大的病史，肿胀的范围，牙龈的质地、颜色等不同而有不同的诊断。

一般而言，如果是一颗牙或者不相邻的几颗牙单独发生牙龈肿大，多为根尖周脓肿、牙周脓肿。这两种情况都需要到医院进行治疗。牙周脓肿在局部对症治疗后可能需要进一步的牙周基础治疗，如牙周洁治、刮治，清除牙周袋内的结石，去除局部感染因素，促进脓肿的愈合。根尖周脓肿一般都发生在有明显的龋洞或者经过补牙以后又继发新龋洞的牙，这种情况也是需要局部对症治疗，更重要的是要进行完善的根管治疗。

如果是急性多颗牙的牙龈肿胀并有溢脓者，有口腔疱疹的可能性，但是这种情况一般伴有明显的感冒症状及口腔黏膜各处多发的小水疱。

特殊时期特殊人群发生的牙龈肿大，包括妊娠期牙龈肿大、青春期牙龈肿大、药物性牙龈肿大，以及其他一些全身性疾病引起的牙龈肿大，如白血病性牙龈肿大、某些遗传性疾病的口腔表现等，需要到医院就诊，结合病史进一步确诊治疗。

● 天天刷牙，为什么还有口臭？

口臭，即病人口中散发出来的令别人厌烦、自己尴尬的难闻的口气。它会使人（尤其是年轻人）产生自卑心理，不敢与别人近距离交往，从而影响病人的正常人际关系、情感交流。口臭较重的人，自己就可以闻到臭秽；口臭较轻的人，通过他人的反应，才知道自己口臭。

自测口气的方法：将左右两手掌合拢并收成封闭的碗状，包住嘴部及鼻头处，然后向聚拢的双掌中呼一口气后紧接着用鼻吸气，就可闻到自己口中的气味如何了。

有人认为口臭并非疾病，主要是口腔卫生不良所致。然而，随着社会的进步、卫生知识的普及，大多数人已养成了良好的口腔卫生习惯，但仍然摆脱不了口臭的困扰，那就需要考虑口臭是全身性疾病或局部疾病的一种表现了，尤其是某些口腔疾病最常见的临床症状。因全身性疾病所致的口臭，病人往往能够主动求医，口臭得以消除；而因口腔疾病所致的口臭，由于症状不明显，病人不够重视，少有主动求医的要求，故口臭可长期存在。

一般而言，容易引起口臭，且易于被人忽视的口腔疾病主要有龋病和牙周病。大多数龋病或牙周病病人的口内已无肉眼可见的不洁，但是，在龋齿的窝洞内或牙周病的牙周袋内却存在大量的、种类繁多的细菌。细菌在龋洞内繁殖，可酵解洞内的食物残渣，不仅可产酸使牙脱矿、龋坏，而且可产生有特殊酸臭气味的酸类和硫化氢等物质。牙周袋内存在的结石和食物残渣在细菌的作用下诱发牙周炎，牙周袋内炎性细胞及细菌坏死后形成脓液，被细菌分解，可产生特殊的腐败腥臭味。

● 如何保持口腔清洁健康？

早晚刷牙，饭后漱口，定期到医院做口腔保健检查是保持口腔清洁健康的重要环节。牙刷、牙线、牙签、超声波洁牙机等都是清洁口腔的好帮手，如何选购和使用适合自己的口腔清洁工具很重要，现简要介绍如下。

（1）牙刷：是清洁口腔的主要工具。市面上的牙刷品种很多，刷头的形状也各式各样，总的来说都能清洁牙。不过，刷头大小的选择还是需要综合考虑口腔大小、张口程度及个人习惯等因素。一般情况下，尽量使用小巧的刷头，以便深入口腔深处，清洁后部牙。刷毛则应选择软硬适中或稍软的，避免较硬的刷毛在用力刷牙时损伤牙龈。另外，每次刷牙后必须用清水把牙刷清洗干净并甩干，将刷头朝上置于通风干燥处。牙刷使用时间长了，刷毛变形且易积存细菌。因此，刷毛翻卷就必须更换新的牙刷，通常每 3 个月更换 1次。倘若刷毛形态完好，可继续使用。但建议每周用 0.1％苯扎溴铵（新洁尔灭）或 0.1％～0.5％过氧乙酸浸泡 10 分钟左右后，彻底洗净干燥。

（2）牙线：用尼龙线、丝线或涤纶线来清洁牙邻面的菌斑很有效。取约 25 厘米的牙线，将线的两端绕在两个中指上，稍用力使牙线通过两牙的接触点。两指间控制牙线的距离约 3 厘米。当有紧而通不过的感觉时，可做前后拉锯式动作以通过两邻牙的接触点，轻柔地到达接触点下的牙面，同时将牙线放到牙龈沟底以清洁龈沟区，但是不要硬压入龈沟以下过深的组织内。用两指将牙线紧绷，并包绕颈部牙面，

天天爱牙日 健康一百年

使牙线与牙面的接触面积大一些，然后上下刮动，每一牙面要刮约6次，依次进入相邻牙间隙，逐个将全口牙的邻面刮净，并漱去刮下的菌斑。

（3）牙签：牙龈乳头萎缩，特别是在牙周手术后牙间隙增大的情况下，用牙签来洁净暴露的牙面，特别是凹的牙面或根分叉区最为合适。也可以用来对着牙龈加压以刺激及按摩萎缩的牙龈乳头，但习惯上都用牙签剔除嵌塞的食物纤维。牙签有木质和塑料两种。使用牙签时要注意，不要将牙签尖用力压入健康的牙间乳头区，因为这样会造成一个先前并不存在的空隙，而这样一个小间隙极难保持清洁，以后只能经常用牙签来剔刮，以致空隙日益增大。另外，牙签不要垂直插入，要沿着牙龈的形态线平行插入，否则会形成平或凹陷状的牙龈乳头外形，影响美观和功能。

（4）其他：牙间隙小刷、锥形橡皮尖等也是清洁邻面和按摩牙间乳头的良好的辅助工具。超声波洁牙机则由医生操作，具体内容放在下一个问题里叙述。

●"洗牙"会损伤牙吗？

牙龈与牙根面之间不是紧密附着，而是存在一条0.5毫米～1.0毫米深的浅沟，称龈沟。正常牙龈与牙根面紧贴，呈不开放状态。龈沟内易积存食物碎屑，附着菌斑，成为细菌生长繁殖的良好区域，由于其呈封闭状态，不易清洁，常导致牙龈炎及牙周病的发生。此外，牙邻接点下方也是难以彻底清洁的区域，仅靠刷牙并不能完全清除异物，容易成为引发牙龈疾病的隐患。有人认为每天认真刷牙，就不用洗牙了，这是不对的。因为牙在彻底清刷后的半小时内即会有新的菌斑形成，在 30 天内可达到最大量，久而久之即钙化成为牙结石，这和烧水壶里堆积水垢的道理一样。这些堆积的细菌可引起牙龈出血、口臭，最终导致牙松动甚至脱落。

超声波洁牙是清除坚硬牙结石的有效方法，对牙本身不会有任何伤害。有些病人洁牙后会出现牙龈出血，这是因为病人本身患有牙周病。洁牙后牙龈会有出血现象，若是少量渗血则无需处理，可自行止血；若是出血量大，则应再次就诊，由医生实施止血处理。有部分病人洁牙后自觉牙松动，这是因为原有的牙周病已经导致牙龈萎缩、牙松动，只是清除牙结石前，松动牙由牙结石连接，所以感觉不出；去除牙结石后，牙没有了结石的固定，自然暴露出松动的病理状态。倘若不去除牙结石，只会加重牙周病，进一步导致牙龈萎缩、牙松动，最终只能拔出患牙。若洁牙后，牙松动严重，医生会用牙科方法对患牙进行松牙固定。

在发达国家，洗牙已成为很普及的常规口腔保健，人们每年 1 次或 2 次定期洗牙，如果发现牙周病，医生会及时对病人进行口腔专业治疗，以保持人们的口腔健康。如果你从来没有洗过牙，那么你应该去洗一洗了，有条件的话 6 个月～1 年做 1 次，这对保持口腔健康非常重要。

● 牙老塞食物怎么办？

在咀嚼过程中，食物被咬合压力压入相邻两牙的牙间隙内，称为食物嵌塞。食物嵌塞是导致局部牙周组织炎症和破坏常见的原因之一。由于嵌塞的机械作用和细菌作用，除引

天天爱牙日 健康一百年

起牙龈组织炎症及出血外，还可引起牙龈退缩、急性牙周炎、牙龈脓肿、牙槽骨吸收、邻面龋、根面龋和口腔异味等。食物嵌塞可分为垂直型食物嵌塞和水平型食物嵌塞。从牙的咬合面向下或向上将食物挤入牙间隙，称为垂直型食物嵌塞；如果食物从牙的一侧，如颊侧或舌侧挤入牙间隙，称为水平型食物嵌塞。

食物嵌塞很常见，多见于牙周炎病人或老年人。正常情况下，牙与牙之间紧密接触，不会发生塞牙；而当牙与牙之间的接触关系发生了改变，丧失了牙与牙间的紧密接触时，食物嵌塞的情况就会时有发生。紧密接触丧失的常见原因有：牙邻面龋坏，充填物缺损，重度磨耗，牙长期缺失，患牙周炎的牙松动、移位，外伤性牙缺损，牙排列紊乱，无对殆牙时伸长，常见上颌第三磨牙伸长。食物嵌塞的治疗主要是对症处理，出现严重的食物嵌塞应及时到医院就诊。

● 人老了，牙龈就会萎缩吗？

牙龈萎缩分为病理性萎缩和生理性萎缩两类，病理性萎缩主要是因为龈缘部分存在异物（如牙结石）又长期得不到清理，细菌滋生刺激所致；生理性萎缩主要是指牙龈随着年龄的增长也会或多或少发生萎缩，使牙根暴露，这是不需治疗的，但可以通过牙龈保健延缓。由于牙龈退缩是不可逆的，因此预防保健是关键。

牙龈萎缩的预防保健方法，主要有以下几种：

（1）养成良好的口腔卫生习惯。坚持每天早晚刷牙，进食后漱口，特别是晚上睡前的一次刷牙必不可少。

（2）积极防治口内的各种炎性疾病。牙周炎、口腔溃疡、牙龈炎、牙龈脓肿、食物嵌塞、牙结石及不大合适的假牙等，都是刺激导致牙龈萎缩的原因，有上述情况的病人应定期到医院检查治疗。

（3）积极治疗引发牙龈萎缩的老年性全身性疾病。内分泌紊乱、贫血、糖尿病、白血病等均可引起牙龈出血、萎缩。在治愈原发疾病之后，牙龈萎缩也会随之好转。

（4）重视环境污染的危害。砷、铅等中毒可导致牙周炎、牙龈水肿及牙龈萎缩，故应重视个人的工作和生活环境质量，避免接触有毒物质。

● 需要重视反复发作的口腔黏膜溃疡吗？

口腔溃疡又称为"口疮"，是发生在口腔黏膜上的表浅性溃疡，可由创伤引起或自发产生，大小可从米粒至黄豆大小，圆形或椭圆形，溃疡面凹陷、周围充血，表面可覆盖有灰黄色的假膜，可因进食刺激性食物引发疼痛，一般一周至两周可以自愈。口腔溃疡成周期性反复发生，医学上称为复发性阿弗他溃疡。可一年发病数次，也可以一个月发病几次，甚至新旧病变交替出现，可自愈，可发生在口腔黏膜的任何部位，以"红（周围红肿）、黄（表面覆有灰黄色假膜）、大（形状较大）、凹（凹陷）、痛"为主要特征。

人的一生中，发生口腔溃疡的概率几乎为100％。口腔溃疡又有癌变的可能。因此，早期鉴别溃疡的良、恶性是很重要的问题。一般情况下，可以从以下几个方面来区别。

（1）溃疡愈合时间：良性口腔溃疡一般数天至数周可以

愈合，而恶性口腔溃疡则呈进行性发展，数月甚至年余不愈合。

（2）形态：良性口腔溃疡一般形态比较规则，圆、椭圆或呈线条形，边缘整齐、清楚，与周围组织分界清，凹陷的基底部较平滑，触之柔软，疼痛明显；而恶性口腔溃疡形态多不规则，边界不清，边缘隆起，呈凹凸不平状，溃疡底部不平、呈颗粒状，触之质硬韧，明显区别于正常黏膜，溃疡疼痛反而不甚明显。

（3）病程规律：良性口腔溃疡常常反复发生，有自限性；恶性口腔溃疡一旦发病，就迟迟不愈合。

（4）全身情况：良性口腔溃疡全身症状少见，颈部淋巴结不肿大或者虽肿大但不硬、不粘连；恶性口腔溃疡则相反，有的病人甚至会出现恶病质的表现。

（5）对药物的敏感程度：良性口腔溃疡一般用消炎药物后效果明显，愈合加快；恶性口腔溃疡则常常对药物不反应，疗效不明显。

因此，如果口内经常出现反复发作的口腔溃疡且长期不愈，要及时到医院就诊，以便早诊断、早治疗。

● 口腔黏膜为什么会出现白色斑块？

口腔白斑是指口腔黏膜上皮因代谢紊乱，发生过度角化，出现的白色角化斑块，多见于中年男性。少数白斑病例可发生癌变。白斑的病因仍不清楚，但已证实与吸烟有关。咀嚼槟榔，饮酒，进食过烫、过辣的刺激性食物，不良修复体，错位牙、残根、残冠的锐利边缘对局部黏膜的机械刺激等均可诱发白斑。

白斑好发于颊、舌、唇、腭等处黏膜。病人一般无自觉症状，多在检查时被发现。病变处呈乳白色斑块，边界清楚、稍高出于黏膜表面。初起时，舌触尚觉光滑；随着角化加重，斑块逐渐扩大、增厚、粗糙，并出现龟裂，失去正常黏膜的弹性和柔软度。如果病变的某一部分显著变白，呈疣状或出现糜烂、溃疡，或基底部出现硬结时，需及时就医，做活检以排除恶变的可能。

口腔白斑的早期预防重点在于去除刺激因素，如戒烟、禁酒、少吃过辣或过烫食物等，及时除去残根、残冠、不良修复体等口内刺激物。

● 口腔黏膜长疱怎么办?

多种因素均可引起口腔黏膜长疱，常见的有水疱、脓疱、血疱。疱破损后局部留有糜烂病损。根据引起疱的原因分为以下几种情况。

（1）物理性创伤：咬伤、进食硬脆食物后出疱，此种疱内有血，多为血疱；或者因为进食过烫食物后，黏膜出现水疱，此种水疱较大，疼痛明显。

（2）病毒感染：包括原发性单纯疱疹（带状疱疹、疱疹性龈口炎）、唇疱疹、手足口病等。发疱前多有发热等前驱症状，发病急，多为粟粒大小的疱聚集成簇。

1）原发性单纯疱疹：是儿童中的感染典型，多见于6岁以下儿童，尤其是6个月～2岁，多为原发性。开始多有发热、头痛、全身不适等前驱症状。2天～3天口腔开始出

天天爱牙日 健康一百年

现症状，起初口腔黏膜呈片状充血，其后出现成簇的小水疱；水疱迅速破裂，形成表浅的小溃疡，直径为1毫米～2毫米；溃疡可相互融合成边缘呈多环状的较大溃疡，上有假膜覆盖。颌下淋巴结肿大，患儿因痛而哭闹、拒食、流涎。病程一般为1周～2周。有的病损延及牙龈，牙龈边缘红肿易出血，甚至出现小溃疡，又称疱疹性龈口炎。

2）继发性带状疱疹：可出现在口腔内，不常见，但当疱疹样病损在口腔内明显地单侧分布时，应怀疑为带状疱疹，无原发的口腔内前驱病损出现。

3）唇疱疹：多见于成人，一般无明显的全身症状，好发于唇红和口周皮肤上，如唇红皮肤交界、口角、鼻翼、鼻唇沟和颏部等处。开始皮肤发红、发痒、有烧灼感，随即出现水疱，疱小成簇，疱液清亮；以后浑浊，最后结成黄色痂皮；不久痂皮脱落而愈合，局部留下暂时性色素沉着。病程一般为1周～2周，如合并感染，病程往往延长。

（3）自身免疫性疾病：由自身免疫性疾病引起的疱，一般多为大疱，多见于天疱疮和良性类天疱疮等。

（4）其他皮肤黏膜病：也可能在口腔黏膜上出现疱样病变。例如，疱性扁平苔藓，其典型的表现为在疱周或口腔黏膜其他部位有角化的白纹。

口腔黏膜的疱样病变需要引起重视，除物理性因素导致的暂时性疱外，病人均需及时就医治疗。

● 舌头疼痛是疾病吗？

发生在舌部以烧灼样疼痛为主要表现的一组症状称为舌

痛症，可由全身系统性疾病、口腔局部因素，以及神经精神因素等引起；还有仅诉及舌痛，而无阳性体征的舌痛，如更年期妇女常见的灼口综合征等。由于目前对舌痛症的发病机制尚不明确，因此治疗也多局限于对症处理。

全身性疾病引起的舌痛除全身症状外，局部可表现出舌干、舌乳头萎缩、上皮变薄等；局部因素引起的舌痛多有局部充血、水肿、糜烂、溃疡等；神经性舌痛可有阵发短暂性、扳机点，局部药物封闭后可消失；精神性舌痛则以更年期妇女多见，舌部多无异常，病人常怀疑自己有严重躯体疾病。

舌痛症的治疗主要是针对不同病因做相应的处理，如由局部因素引起者去除刺激因素。因为许多情况下不能确定特异性病因，对那些潜在因素引起的舌痛症的治疗就比较困难。

● 口干一定是渴了吗？

人们多认为口干不是什么大病，多喝水就能解决。其实，口干不一定是渴了，口干是一种症状，是多种疾病的信号，以40岁以上人群多见，尤其是老年人发生率更高。正常人24小时的唾液量为1 500毫升，当唾液流速降低到50%时，即可出现口干的感觉。

口干的主要表现包括口腔干燥，有异物感、烧灼感；在咀嚼食物，特别是较干燥的食物时，不能形成食团而影响吞咽；唾液分泌量少，对牙和口腔黏膜的冲刷作用也小，使口腔自洁作用变差，患龋率较高；多数口干症病人的味觉也受

天天爱牙日 健康一百年

到影响，不能有效地刺激食欲，而且会影响整个消化系统的功能。

唾液的产生和分泌受全身、局部、外界和自身各因素的影响。任何一个环节受到干扰，均会引起唾液量的减少，从而产生口干症状。引起口干的疾病较多，主要叙述如下。

（1）涎腺腺体本身的损害：各种原因如涎腺炎症、结核肿瘤或放射治疗等均可造成涎腺组织变性、萎缩或破坏，从而引起口干。此类口干症状较为典型且不可逆。

（2）药物影响：某些药物可使涎腺神经调节异常而导致唾液分泌减少，常见的药物有抗胆碱能药、抗抑郁药、抗高血压药等。但此种改变并未破坏腺体结构，口干是暂时性的，停药后口干症状即可好转。

（3）系统性疾病：如糖尿病、艾滋病或女性更年期内分泌的改变等，均可出现口干症状。

（4）其他：如神经精神因素、营养失调、口腔局部因素等均可能导致口干症状出现，但通常都是可逆的，唾液的分泌量也多在正常范围内。

口干症的治疗包括对症治疗和对因治疗。如果是由唾液腺实质破坏所引起的口干，如头颈部恶性肿瘤放疗后、舍格伦综合征，目前主要通过对症治疗来缓解口干，减少并发症。对因治疗在明确病因的情况下是最有效的，如药物性口干，通过调整药物及其剂量，可缓解口干。

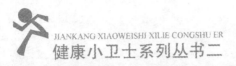

JIANKANG XIAOWEISHI XILIE CONGSHU ER

健康小卫士系列丛书二

天天爱牙日　健康一百年

口腔外科知识篇

● 什么是"尽头牙"？

"尽头牙"是生长在口腔最后头的第三颗大牙，医学术语称为第三磨牙。一般在 18 岁左右开始萌出。有的"尽头牙"生长位置不正，抵着前一颗牙生长，或埋伏在骨头里，水平方向生长。这些"尽头牙"一生都在生长，但长不出来。还有些"尽头牙"表面覆盖的牙龈很厚，牙要突破牙龈比较困难，因此需要生长很多年才完全萌出。

"尽头牙"常常发炎导致冠周炎的原因有两个：一方面，"尽头牙"位置靠后，萌出过程中位置不足造成生长不出来，而且牙冠部分或全部被牙龈覆盖，食物残渣容易在这里嵌塞，不容易被清洁，因此"尽头牙"周围牙龈经常发炎产生疼痛。另一方面，牙冠部分的牙龈常因咀嚼食物形成溃疡而产生疼痛。症状较轻时，局部用 0.1％氯己定（洗必泰）或金栀洁龈含漱液等含漱剂漱口，每天 1 次～3 次。同时口服阿莫西林和替硝唑或甲硝唑。服用替硝唑或甲硝唑期间不能饮酒，对青霉素类药物过敏者改用罗红霉素等。

● "尽头牙"必须拔吗？

"尽头牙"经常发炎，或萌出位置不正造成邻牙破坏或引起邻牙牙根吸收时应考虑拔出。拔除"尽头牙"对口腔功能没有影响。口内有 28 颗牙已能完成咀嚼、发音等各种功能。拔除"尽头牙"一般不会引起前面的牙松动。除了一种情况，即"尽头牙"是水平阻生时，其牙冠位于前面牙的根部，拔牙后前面的牙由于失去后面牙的支撑，可能出现暂时性松动，但可以逐渐恢复稳固。

● 哪些情况不能拔牙？

很多病理情况都可能导致患牙最后需要被拔除，但不是所有的病人都适合拔牙，以下几种情况属于拔牙的禁忌证。

（1）高血压：血压高于或等于 160/95 毫米汞柱者应先控制血压再拔牙。

（2）心脏病：心脏病病人应先咨询内科医生后再拔牙。一般情况下，6 个月内发生过心脏病，不稳定的或近期有心绞痛、充血性心力衰竭，未控制的心律不齐，伴有明显未控制的高血压者属于拔牙的绝对禁忌人群。先天性心脏病、风湿性心脏病与此类疾病术后病人，为预防亚急性细菌性心内膜炎的发生，拔牙术前、术后应给予抗感染治疗。

（3）糖尿病：糖尿病病人血糖应控制在 8.88 毫摩尔/升以下，拔牙时间选择在早餐后 1 小时～2 小时进行，拔牙后还应服从医嘱服用抗生素预防感染。

（4）贫血：贫血病人血红蛋白在 80 克/升以上，血细胞比容（红细胞压积）在 0.30 以上一般可以拔牙，但老年病人或动脉硬化病人，为了防止术中出血，血红蛋白应保持在 100 克/升左右才能拔牙。

（5）严重的血液病：如血友病（凝血因子缺乏病）、血小板减少性紫癜、白血病等病人，如果贸然拔牙，可能会引起出血不止，故一般先治疗或控制该病后，才考虑拔牙。

（6）肝病及肾病：急性肝炎和急性肾病期间都不应拔牙，慢性肝炎和慢性肾病都应在咨询内科医生后拔牙。肝炎、肝硬化、肝功能有损害者，容易引发出血。肾衰竭或严重肾病者，也不宜拔牙。轻度肾病可在拔牙前注射抗生素 2 天~3 天。

（7）甲状腺功能亢进：感染、焦虑或手术可能导致病人甲状腺危象，甚至会迅速死亡。如果拔牙，需术前检查。基础代谢应控制在＋20 以下，脉搏不超过 100 次/分，拔牙术前术后采取抗感染措施，局部麻醉时不能使用肾上腺素。

（8）女性特殊时期：女性病人月经期不拔牙。女性病人妊娠期头 3 个月容易发生流产，妊娠后 3 个月容易发生早产。因此，准妈妈们对于实在必须拔除的牙，在拔牙时间的选择上，应尽量选择在妊娠的第 4 个月~第 6 个月，而且拔牙时应情绪平稳。

（9）急性炎症期间：可在炎症得到有效控制后拔除患牙，并在手术后口服抗生素预防感染。

● 拔牙前需要做哪些准备工作？

拔牙是一个门诊手术，术前需要做好充分的准备工作。

（1）拔牙时间一般选择在上午。上午血压平稳，与下午相比出血更少。

（2）应积极主动地向医生告知个人健康状况。

（3）女性病人应避开月经期。

（4）拔牙前一晚饮食清淡，保持充分的睡眠。拔牙当天应吃好早餐，不能空腹，注意精神放松，防止晕针。

（5）可以视具体情况在医嘱下服用抗生素预防感染。

天天爱牙日 健康一百年

● 拔牙后的注意事项有哪些？

拔牙后的注意事项包括以下几点。

（1）拔牙后 30 分钟～1 小时即可将所咬的棉纱团吐出。咬得过久反而会造成伤口被唾液长久浸泡，引起感染或凝血不良。

（2）有出血倾向的病人，拔牙后最好暂时不要离开，待半小时后请医生再看看是否血已止住。如果仍出血，应让医生再做进一步的处理，或上止血药，或进行缝合止血，并口服一些止血药物。

（2）24 小时内唾液中带有少量血丝属于正常现象。如果出血不止、量多，口中出现血凝块时，则应立即到附近医院就诊。千万不要自行处理，不要拿家里的棉花塞到拔牙窝内，或乱涂所谓的止血药。因为家里的棉花和药并不是无菌的，用后可能会引起继发感染，造成更严重的后果。

（3）拔牙后 2 小时才能进食，可进食流质或半流质，不能进食过硬、过热的食物。术后两天的饮食应该是温热或偏凉、稀软的。

（4）伤口愈合之前不要用拔牙侧咀嚼食物，也不要频繁舔伤口或用手摸伤口，更不要反复吸吮、吐唾，以免由于口腔内负压的增加而破坏血凝块。

（5）拔牙当天不漱口、少说话，不能饮酒、吸烟。

（6）拔牙后 2 天～3 天不要剧烈运动，不要做过重体力劳动。

（7）拔牙术后伤口略有疼痛，若有发热、剧烈疼痛、肿胀则应及时就诊。

（8）拔牙后一般可以不吃药。但在急性炎症期拔牙，或创伤较大、全身情况较差时，应口服些抗生素和止痛药。

只要做好以上注意事项，拔牙伤口是会顺利愈合的。

● 口腔颌面外伤时的急救原则有哪些？

口腔颌面部是人体暴露的部位，不论在平时或在战时，这个部位的外伤都是比较常见的。口腔颌面部外伤包括工伤、交通事故伤、火器伤、烧伤和冻伤等。

1. 口腔颌面部外伤的特点

这个部位的外伤具有以下特点，了解、掌握这些特点，对及时正确处理该区域的创伤有积极意义。

（1）颌面部上接头颅、下连颈部，该区的外伤常常伴有急性颅脑损伤。另外，出血、骨折片及牙碎片等都可能吸入气管，导致呼吸困难，甚至窒息。

（2）颌面部血管很多，血液循环丰富，组织再生能力和抵抗感染的能力都很强，伤口愈合快；另一方面，颌面部血液丰富，受伤后出血也多，组织水肿也重。水肿、血肿可造成呼吸困难。

（3）颌面部有许多带有细菌的腔窦，如口腔、鼻腔、鼻窦等，伤口如与这些腔窦相通容易感染。牙被打碎时，牙碎片可穿入周围软组织中，同样会增加感染机会，并加重组织损伤，甚至影响骨折的愈合。

（4）上下牙的存在对治疗骨折有重要作用，应尽力保住牙。

（5）颌面部有腮腺及重要的表情神经——面神经。面神经损伤会产生颜面瘫痪，唾液经常由伤口流出，或常从嘴边流出，也会影响伤口的愈合。

2. 口腔颌面部外伤的急救原则

口腔颌面外伤病人自己看不见伤口，自救困难，主要靠互救。急救是抢救过程中非常重要的环节，必须争分夺秒、当机立断。以下是一些重要的急救常识。

（1）防止窒息：窒息的前驱症状为伤员烦躁不安、出汗、口唇发紫、鼻翼煽动，严重者随之发生脉弱、脉搏数次减少、血压下降及瞳孔散大等危象，甚至死亡。

当发现口腔颌面部外伤病人出现以上呼吸困难症状时，应用手指掏出病人口内血凝块、异物，吸出口内分泌物或血液，调整病人体位，采取侧卧位或仰卧而头偏向一侧，以利于口内分泌物流出。将病人头后仰，托起下颌，同时应想办法将舌头拉出口腔外。

（2）止血：首先判明出血性质，立即果断处理。动脉出血呈鲜红色，速度快，呈间断性喷射；静脉出血呈暗红色，速度较慢，持续涌出；毛细血管出血多呈红色，自伤口渗出。

止血可用指压、包扎加压、填塞或药物止血，但必须保证伤员的呼吸通畅，不要因为包扎引起或加重伤员呼吸不畅，甚至引起窒息。

（3）急送医院：有条件的应及时送往医院进行治疗，在运送途中，要有良好的保温措施，并随时观察损伤部位和全身情况的变化，应注意保持呼吸道通畅。

昏迷的病人采用俯卧位，额部垫高，使口鼻悬空，利于分泌物或血液流出，防止舌后坠。一般伤员可采取侧卧位，防止血凝块及分泌物堆积在口咽部。

（4）在搬动伤员特别是怀疑有颈椎骨折的伤员时要注意头、颈部制动，整体搬动，并且在头部、颈部两边放置小枕头或衣物以防止头部摆动。

● 口腔颌面部有哪些常见的囊肿？

颌面部囊肿有软组织囊肿和颌骨囊肿两大类。

软组织囊肿主要有涎腺囊肿和发育性囊肿。涎腺囊肿主要包括舌下囊肿、黏液囊肿和颌下腺囊肿等；发育性囊肿主要包括口底表皮囊肿、甲状舌管囊肿、鳃裂囊肿等。

颌骨囊肿则分为牙源性囊肿和发育性囊肿。牙源性囊肿主要包括根端囊肿、含牙囊肿、始基囊肿和角化囊肿等；发育性囊肿主要包括球上颌囊肿、正中囊肿、鼻腭囊肿等。

（1）黏液囊肿：又称黏液腺囊肿，在口腔黏膜下组织内分布着数以百计、能分泌无色黏液的小涎腺，称为黏液腺，以下唇、软腭、舌尖腹面分布最多。其排泄管开口于口腔内，由于排泄管受到创伤，黏液外漏而形成囊肿。常见于下唇，且多发生在有咬唇习惯者。囊肿位于黏膜下，呈半透明状小疱，出现数日后可因食物等摩擦，囊膜破裂而消失。但不久又可出现，多次复发后黏膜产生瘢痕组织，使半透明水疱变成白色硬结。主要治疗为切除囊肿及周围黏液腺组织，也可用激光或冷冻治疗。

（2）舌下腺囊肿：舌下腺是大涎腺中最小的一对，位于

天天爱牙日 健康一百年

舌下间隙内；有8个～20个导管，直接开口于口腔内；少数集合成一个导管，开口于颌下腺导管；分泌较为黏稠的黏液。囊肿的发生可能是由于分泌导管的创伤使黏液外漏，逐渐为周围的结缔组织所包绕而形成的。多见于青少年，先发生在口底的一侧，位于黏膜与口底肌肉之间，透过黏膜可见淡蓝色、柔软、有波动感的囊性肿物，缓慢增大，可逐渐扩展到对侧口底，将舌上抬，形成重舌，影响说话、进食甚至呼吸。囊肿也可沿颌舌肌后缘向颌下区伸展，呈哑铃状，在口底和颌下区同时出现。舌下囊肿可有继发感染，出现疼痛及感染症状；也可因损伤破裂，流出黏液而暂时消失，数日后又逐渐增大。治疗主要为外科手术，做舌下腺切除术。

（3）口底表皮囊肿：多见于儿童及青年，囊肿位于口底正中，下颌舌骨肌、颏舌骨肌上方，向口内隆起，将舌抬高，影响说话、进食，甚至影响呼吸。少数囊肿位于下颌舌骨肌下方，向颏下部隆起。压迫囊肿似有橡皮样感，软而有弹性。治疗为手术切除，一般可在口内摘除。

（4）颌骨滤泡囊肿：病变发生在牙硬组织形成之前，所形成的囊肿，不含有牙者称为始基囊肿。在牙硬组织形成之后发生的囊肿，此牙的牙冠已经形成，并突向囊内，称为含牙囊肿。无论是始基囊肿或含牙囊肿，均属于牙源性角化囊肿。由于术后易于复发，且有恶变可能，因而具有潜在的肿瘤性质，应特别注意。

颌骨牙源性囊肿多见于青壮年，囊肿在颌骨内呈膨胀性生长、缓慢增大，早期多无自觉症状，增大后可向面颊部隆起、骨皮质变薄、触诊时有乒乓球样感。当骨皮质完全消失后，肿块质地变软、有波动感，并可发生病理性骨折。上颌骨囊肿增大后，可侵入鼻腔或上颌窦，也可将眶底上抬、眼球移位，产生复视。如有继发感染，可形成瘘管，可反复感染。滤泡囊肿往往有先天性缺牙或有多余牙，可侵犯神经出现下唇麻木感。如果穿破骨皮质，则可向周围软组织如牙龈、肌肉、涎腺等组织扩展并与之粘连。

手术摘除囊肿是治疗颌骨囊肿的主要方法。角化囊肿术后复发率为 5%～62%，其复发原因除囊膜薄、与牙龈周围软组织紧贴、不易刮净外，尚与其囊壁上有子囊及上皮岛，囊外正常骨内有星状小囊，在刮治时易被遗留等因素有关。而且角化囊肿的恶变率比非角化囊肿高。

（5）面裂囊肿：是一种发育性囊肿，在胚胎发育时，各个面突的融合过程中，残留在接合处的上皮组织可演化而成囊肿。根据发生的部位有不同的称呼，如发生在两侧腭突融合处，位于腭中缝的正中囊肿；发生在中鼻突的球状突和两侧上颌突融合处，位于腭前部的鼻腭囊肿，也是面裂囊肿中最为常见的；发生在鼻突的球状突与一侧上颌突融合处，位于上颌侧切牙与尖牙牙根之间的球上颌囊肿等。治疗方法主要为囊肿摘除术或刮治术。

● 什么是色素痣？什么是恶性黑色素瘤？

色素痣简称色痣、斑痣或黑痣，是由正常含有色素的痣细胞所构成的最常见的皮肤良性肿瘤，偶见于黏膜表面。其颜色多呈深褐或墨黑色，还有没有颜色的无色痣，如皮内痣、交界痣、混合痣等，还有巨痣、蓝痣、幼年黑瘤等。有

天天爱牙日　健康一百年

些类型的色素痣在一定条件下可发生恶变，值得重视。

色素痣多发生在面、颈、背等部，可见于任何正常人体。可在出生时即已存在，或在生后早年逐渐显现。多数增长缓慢，或持续多年并无变化，但很少发生自发退行性改变。可采用手术和非手术疗法，疗效良好。

色素痣是由色素细胞构成的先天性良性肿瘤，大多均属良性，在后期有恶变者。色素痣一旦恶变，其恶性程度极高，转移也快，而且治疗效果不理想。该病均可见于皮肤各处，面颈部、胸背部为好发部位。少数发生在黏膜，如口腔、阴唇、睑结膜。对某些好发交界痣部位的色素痣及有恶变症状的色素痣应及时切除。大多数良性黑色素细胞肿瘤无须治疗。总原则是不治则已，治则彻底。

（1）普通后天性色素痣和普通蓝痣无须治疗，若发生于易摩擦和受损的部位，最好行手术切除。小的皮损也可采用激光、冷冻、超高频电、化学剥脱等方法治疗，但都较手术治疗易留瘢痕或治疗不彻底。

（2）有恶变倾向者，尽量手术切除。全部切除的痣均应做病理检查，发现恶变应扩大切除并酌情治疗。由于恶变一般发生于 30 岁以后，所以切除的时间可待成年后。

（3）先天性巨痣由于恶变率较高，而且 50% 的恶变发生于 5 岁以前，所以应于出生后尽早切除。

恶性黑色素瘤是由皮肤和其他器官黑色素细胞产生的肿瘤。原发性黑色素瘤均由表皮内的黑色素细胞增生所致，其表现为色素浓重的、逐渐增大的结节，周围可绕以红晕。其发病率虽较低，但恶性程度大、转移发生早、死亡率高。因此，早期诊断、早期治疗很重要。除了由巨大性先天性色素痣续发癌变的病例多见于儿童外，恶性黑色素瘤大多发生在成年后。

初起为一色素斑，棕色至黑色不等，且色泽常不均匀、深浅不一、边缘不甚规则；以后可逐渐扩大，隆起成斑块、结节或肿块，甚至溃破、出血，最后发生转移。临床上将恶性黑色素瘤分为4型：结节型、蔓延型、雀斑型及特殊型。

（1）结节型：此型临床最为常见。其特征是肿瘤呈结节状突出于皮肤表面，颜色较为一致，为黑褐色或灰红色，亦有偶见无色的。肿块表面多规则，或菜花状，或息肉状，或蕈状，表面常发生溃疡。肿块于短期内常迅速增大，达数厘米不等。

（2）蔓延型：此型呈表浅湿疹样外观，多由原位黑色素瘤浸润发展而来，肿瘤周围皮肤具有湿疹样变化。蔓延型湿疹样恶性黑色素瘤的边缘不规则，表面凹凸不平，呈灰黑色、灰白色、淡红色等杂乱色。

（3）雀斑型：此型多由原位病变恶性雀斑发展而来。瘤块附近表皮具有雀斑样特征，其边缘极不规则，但表面却呈扁平状，颜色多呈不同程度的棕色，亦可与蔓延型相似。本型常于老年面部雀斑病变基础上发生，不过我国较少见。

（4）特殊型：肿瘤位于真皮深部和皮下组织内，呈小结节状，境界清楚，但无包膜，呈现灰白色或灰蓝色，质硬，常伴有局部淋巴结转移。

一旦确诊为恶性黑色素瘤，应及时做手术切除。对怀疑有转移的病人，术后还应配合化疗。

天天爱牙日 健康一百年

● 胎记是怎么形成的？

胎记是皮肤组织在发育时异常增生，在皮肤表面出现形状和颜色的异常。胎记可以在出生时被发现，也可能在出生几个月后才慢慢浮现。胎记一般可分为色素型和血管型，常见的色素型包括太田母斑、先天性黑色素母斑、咖啡牛奶斑等，血管型则包括葡萄酒色斑、草莓样血管瘤。

新生儿的胎记发生率约为 10%，可以说是非常普遍，大部分的胎记只是影响美观，不需要特别处理。但是有些胎记会合并身体器官的异常，甚至有恶性变化的可能，必须积极治疗。例如，海绵样血管瘤增生过快，会造成肢体残缺，不只外观不好看，还造成功能障碍。甚至由于血管瘤扩张速度太快，导致组织坏死，过度消耗血小板而使凝血功能低下，出血不止。有些长了毛的兽皮样黑痣，可能日后发生恶性黑色素瘤的癌变，癌细胞转移后导致死亡。

胎记若长在脸上、手或脚上等明显部位，就令人困扰不已，容易受到他人异样的眼光，会使病人的心理受到很大的打击。特别是小孩，更容易在成长的过程产生自卑或自闭的倾向。在皮肤激光美容术未普及前，去除胎记多半用电烧、冷冻方式，严重的胎记则须开刀切除、再补皮，不过都容易留下瘢痕。而现在皮肤激光美容术可以选择性地破坏色素，染料激光还可以针对血管病灶，治疗后也不会留下瘢痕。因此，除严重胎记仍需开刀处理外，激光已成为去胎记最佳的选择。激光去除胎记有以下注意事项。

（1）激光去除胎记部位保持清洁，避免感染和摩擦。

（2）激光去除胎记部位有痂皮者需等其自行脱落，不要用手揭掉，否则会有色素沉着。

（3）痂皮脱落后，局部可有短暂色素沉着，可合理应用防晒祛斑用品。

（4）激光去除胎记后，在治疗部位会有轻微的灼热感和皮肤轻微的发红现象，此属正常反应。如有必要，可做局部冷敷以缓解或消除红热现象。

● 血管瘤需要治疗吗？

血管瘤分为两类，一类是血管畸形，属于"胎记"的一类；还有一类血管瘤是以内皮细胞增生为特征，出生后才出现，生长速度快，尤其在婴儿第 8 个月、第 9 个月时，但是这种类型的血管瘤生长到一定程度则静止，甚至消失。好发于颜面部皮肤及口腔，主要表现为鲜红或紫红色，边界清楚，手指压迫血管瘤，表面颜色退去，解除压力后恢复原来的大小和色泽。

血管瘤从本质上可分为两种：一种是胚胎发育过程中血管发育失常，血管过度发育或分化异常导致的血管畸形（错构瘤）；一种是因血管内皮细胞异常增殖产生的真性肿瘤。由血管组织发生的肿瘤称为血管瘤，其中 80％属先天性的。血管瘤属于良性，生长缓慢，很少恶变。

婴儿或儿童时期的血管瘤生长稳定者可以继续观察，发展迅速者则应及时治疗。这个时期对激素治疗较敏感。各种类型的血管瘤都能手术，但是范围过大、过度影响面容和功能者则不切除。

● 户外工作者如何防治唇癌?

唇癌的高发人群是长期户外作业者,如建筑工人、修路工人、钻井工人等。其危险因素和皮肤癌非常相似,就是暴晒。在户外作业又不注意防护者,容易吸收大量日光,接受过量的紫外线辐射。这可使嘴唇充血、水肿,严重时出现水疱、糜烂、脓血痂等,同时皮肤也有晒斑表现。唇癌多发在下唇唇红缘处黏膜,早期为疱疹状结痂的肿块,之后为菜花状肿块,唇癌生长速度慢。皮肤癌也表现为糜烂、表面结痂、出血、菜花样等,溃疡边缘及底部都较硬,经久不愈合。因此,如果嘴唇充血红肿、溃烂等症状长期不消失、不愈合,甚至出现菜花状肿块,就应马上到正规医院口腔专科求治。

户外工作者注意避免日晒及局部损伤刺激,在一定程度上可以减少唇癌和皮肤癌的发生。

(1)野外作业时,做好个人防护,如戴好宽檐帽以防唇黏膜病变发生。

(2)口唇裂时应注意保暖或涂抹护唇油脂(膏),千万不能用舌头舔湿口唇,以防加重口唇裂程度。因为舌头上的唾液含有各种酶及多种细菌。

(3)对于各种原因引起的口唇黏膜痂皮要妥善处理。有些人习惯于撕痂皮,并有多次扯破口唇痂皮史,这很容易引起出血继发感染。正确的处理方法是在他人帮助下,用消毒小剪刀将其去除。修整后的口唇应涂油膏保护,防止引起唇部病变。

（4）对于口唇血、脓干痂，有条件时使用过氧化氢与消毒药水浸软后去除。千万不能未经浸软硬性去除，以免加重出血，引起病变加快向坏的方面转化。

（5）戒烟。

● 经常磨破舌的残根需要治疗吗？

经常磨破舌的残根需要治疗。不仅是残根，不良修复体、锐利的牙尖等长期刺激舌或口腔黏膜，引起长期不愈合的溃疡，可能诱发舌癌及颊黏膜癌。

舌癌是最常见的口腔癌，男性多于女性。舌癌多发生在舌缘，其次为舌尖、舌背及舌根等处，常为溃疡型或浸润型。舌癌一般恶性程度较高、生长快、浸润性强，常波及舌肌，可以使舌运动受限，使说话、进食及吞咽均发生困难。舌癌向后可以侵犯舌腭弓及扁桃体，晚期舌癌可蔓延至口底及颌骨，甚至使全舌固定。舌癌多数为鳞癌，尤其在舌前2/3部位；腺癌较少见，多位于舌根部；舌根部有时也可发生淋巴上皮癌及未分化癌。舌体具有丰富的淋巴管和血液循环，因此舌癌很容易转移。颊黏膜癌常发生在磨牙区附近，可以引起张口困难。

舌癌早期可表现为溃疡、外生与浸润3种类型。有时第一症状仅为舌痛，有时可反射至颞部或耳部。外生型可来自乳头状瘤恶变。浸润型表面可无突起或溃疡，最易延误病情，病人常不能早期发现。

舌癌常表现为溃疡及浸润同时存在，伴有自发性疼痛和程度不同的舌运动障碍。舌癌晚期可直接超越中线或侵犯口

天天爱牙日 健康一百年

底，以及浸润下颌骨舌侧骨膜、骨板或骨质。向后则可延及舌根或咽前柱和咽侧壁，此时舌运动可严重受限、固定，涎液增多外溢而不能自控，进食、吞咽、言语均感困难。疼痛剧烈，可反射至半侧头部。舌癌的淋巴结转移率较高，通常为40％左右。转移部位以颈深上淋巴结群最多。舌癌至晚期，可发生肺部转移或其他部位的远处转移。

预防舌癌的发生需从早期开始。注意口腔卫生，做到每天早晚刷牙、饭后漱口。如有龋洞应早期填补，能修补利用的残冠、残根要及时处理，早些恢复牙的正常解剖形态。磨改锐利的非功能牙尖和边缘嵴，使牙冠咬合面的牙尖和边缘嵴变成圆钝形，以防止损伤舌侧边缘组织。发现良性病灶或癌前病变，如舌体部乳头瘤或糜烂性扁平苔藓等，应及时切除做病理检查，或积极治疗，定期复查。戒除吸烟、嗜酒等不良习惯，加强身体锻炼，改善营养，多吃富含维生素和有防癌、抗癌作用的新鲜水果，少食刺激性食物。

目前舌癌的治疗：对于早期高分化舌癌主张单独手术或放疗，对于晚期舌癌采取以手术为主、中医药配合的综合治疗。综合治疗的目的是预防肿瘤术后复发及远处转移，这是提高生存率和临床治愈率的正确方向。

● 牙龈瘤和牙龈癌有什么关系？

牙龈瘤来源于牙周膜及颌骨牙槽突的结缔组织，是机械刺激及慢性炎症刺激形成的增生物，没有肿瘤特有的结构，故非真性肿瘤。牙龈瘤还与内分泌有关，如妇女怀孕期间容易发生牙龈瘤，分娩后则牙龈瘤缩小或停止生长。牙龈瘤以女性多见，青年及中年人发病较多。牙龈瘤多发生于唇颊侧的牙龈乳头部，前磨牙区最常见。肿块较局限，大小不一，呈圆形或椭圆形，有时呈分叶状。肿块有的有蒂如息肉，有的无蒂，基底宽广。肿块一般生长缓慢，但在女性妊娠期可迅速增大。肿块长大可以遮盖部分牙面及牙槽突，表面可见牙压痕，易被咬伤而发生感染。肿块长大，可以破坏牙槽骨壁，致使牙松动、移位。治疗方法多为手术切除，但手术切除时应包括牙槽突及受累牙的拔除，否则易致复发。同时，应去除局部刺激因素，如不良假牙、残根、残冠等。

牙龈癌多为高分化的鳞状细胞癌，以溃疡型为最多见，溃疡表浅、淡红，以后可出现增生。下牙龈较上牙龈多发，肿瘤生长缓慢，男性多于女性，临床可表现为溃疡或乳头状突起。早期肿瘤侵犯牙槽突及颌骨，出现牙松动、移位，甚至脱落，局都伴有疼痛。牙龈癌常发生继发感染，肿瘤伴以坏死组织，触之可致出血；体积过大时可出现面部肿胀，浸润皮肤。牙龈癌侵犯骨质后，常出现下颌下淋巴结转移，后期则颈深上群淋巴结受累。上颌牙龈癌可侵入上颌窦；下颌牙龈癌可侵及口底及颊部，向后侵及磨牙后区及咽部时，可引起张口困难。治疗方法以外科手术治疗为主，未分化癌可考虑放疗，早期牙龈癌也可用低温治疗。

口腔癌的预防在于减少外来刺激因素，积极治疗癌前病变，提高机体抗病能力。很多病人在得知患了口腔癌后，常认为是不治之症而不积极进行治疗；或存在侥幸心理，寄希望于一些偏方，以致延误病情，失去治疗机会。因此，口腔癌应注意早期发现、早期治疗，并以综合治疗为主，在手术治疗的基础上配合其他治疗手段进行全面、系统的治疗，才可能得到较好的治疗效果。

● 如何防治急性化脓性腮腺炎？

急性化脓性腮腺炎以前常见于腹部大手术以后，称为手术后腮腺炎。现在由于加强了手术前后处理，加强体液平衡和口腔清洁，以及有效抗菌药物的应用，手术后并发的腮腺炎已经很少见，多是慢性腮腺炎基础上的急性发作或邻近组织急性炎症的扩散。

急性化脓性腮腺炎常为单侧受累，双侧同时发生者少见。初期症状轻微或不明显，腮腺区轻微疼痛、肿大、压痛，导管口轻度红肿、疼痛。若处理及时，可使炎症消散。若未能及时控制，炎症进一步发展，则可使腺体组织化脓、坏死。此时疼痛加剧，呈持续性疼痛或跳痛，逐渐引起以耳垂为中心的腮腺区肿大，耳垂被上抬。腮腺导管口可呈现红肿，压迫肿大的腮腺区导管口可流出脓性或炎性分泌物。如再不及时治疗，可使腺组织大面积坏死，并扩散到整个腮腺组织且向周围组织扩散，伴发蜂窝组织炎。皮肤发红、水肿，呈硬性浸润、触痛明显，可出现轻度张口受限，腮腺导管口明显红肿，轻轻按摩腺体即可见脓液自导管口溢出，有时甚至可见脓栓堵塞于导管口。

治疗炎症初期即浆液性炎症期，可采用抗生素治疗，如青霉素和链霉素联合治疗或其他广谱抗生素治疗。局部可用理疗，如超短波、红外线，或中药外敷。局部含漱，清洁口腔，并饮用酸性食物，促使分泌。如果经保守治疗炎症不能控制，病人有跳痛，局部出现凹陷性水肿，或压迫腮腺组织，腮腺导管有脓液流出时，考虑进行局部麻醉下切开引流。

● 如何防治涎石病与下颌下腺炎？

涎石病是在腺体或导管内发生钙化性团块而引起的一系列病变。85％左右发生于下颌下腺，其次是腮腺，偶见于上唇及唇颊部的小唾液腺，舌下腺很少见。涎石常使唾液排出受阻，并继发感染，造成腺体急性或反复发作炎症。

涎石病可见于任何年龄人群，以 20 岁～40 岁的中青年为多见。病期短者数天，长者数年甚至数十年。小的涎石一般不造成唾液腺导管阻塞，无任何症状。涎石病主要症状是阻塞症状。进食时，尤其吃酸性食物时腺体肿大、胀痛，这是因为涎石使唾液不能通畅排出，而唾液分泌又不断增加所致。食物刺激唾液分泌越多，症状越重。发生于颌下腺时，可伴有同侧舌或舌尖痛，并放射至同侧耳部及耳内。由于涎腺不可能发生完全阻塞，涎液可以逐渐流出，在分泌减少后，涎腺又逐渐缩小，疼痛消失。涎腺还经常有慢性炎症的表现，如腺体增大、变硬、有轻压痛；导管口红肿、导管内能压出少许脓液等。慢性涎腺炎急性发作，可出现局部红肿、疼痛加剧等症状。涎石存在时间较长，可由于长期炎症的影响，使腺组织呈现退行性改变，甚至纤维化，腺体变硬，导管变为硬性结节状索条，阻塞症状也逐渐消失。

涎石病少数涎石极小者可自行排出，或可用保守疗法如催唾及按摩促排，但大多数需手术摘除。导管后端接近腺体

天天爱牙日 健康一百年

或腺内涎石、多发性涎石、导管涎石摘除后涎腺反复肿胀及腺体纤维化者，需采用连同涎石的腺体摘（切）除术。

位于下颌下腺内或下颌下腺导管后部的涎石，可导致下颌下腺反复感染或继发性硬化性下颌下腺炎。对于腺体萎缩、已失去摄取及分泌功能者，可采用下颌下腺切除术。

● 睡觉打鼾是疾病的表现吗？

睡觉打鼾（打呼噜）是日常生活中一种常见的现象，不容易引起人们的重视，还有人把打呼噜看成睡得香的表现。其实打呼噜是健康的大敌，由于打呼噜使睡眠呼吸反复暂停，造成大脑血液严重缺氧，形成低氧血症，而诱发高血压、脑血管病、心律失常、心肌梗死、心绞痛。夜间呼吸暂停时间超过 120 秒容易在凌晨发生猝死。大多数人只认为打呼噜会影响别人休息，但需要注意的是，打呼噜还可能是阻塞性睡眠呼吸暂停综合征的危险信号。

一般情况下，10 岁以下儿童打鼾多为生理性打鼾。成年人打鼾意味着气道有部分狭窄或阻塞，如果打鼾声音特别响亮，鼾声不规则且时而间断，间断时间超过 10 秒以上则为睡眠呼吸暂停，医学上定义为阻塞性睡眠呼吸暂停综合征。打鼾是这类疾病的重要表现，它不仅可导致打鼾者白天嗜睡、疲惫，而且可能与某些呼吸系统疾病和高血压、冠心病、脑血管意外等心血管疾病的发生有关。病人除日间极度嗜睡外，还可伴有夜间遗尿症，常常在呼吸暂停期惊醒，甚至突然坐起、大汗淋漓、有濒死感，部分病人有头痛、性格变化等表现。

因此，如果晚上打鼾且伴有以下症状，则是身体发出的危险信号，需立刻治疗：睡眠打鼾、张口呼吸、频繁呼吸停止；睡眠反复憋醒、睡眠不宁、诱发癫痫；睡不解乏、白天困倦、嗜睡；睡醒后血压升高；睡眠浅、睡醒后头痛；夜间睡眠心绞痛、心律失常；夜间睡眠遗尿、夜尿增多；记忆力减退、反应迟钝、工作与学习能力降低；白天似睡非睡，工作、开会、吃饭时也难以抑制入睡；阳痿、性欲减退；老年痴呆。

除了积极就医寻求治疗外，在日常生活中还可以采取下列办法减轻打鼾症状：①睡觉采取侧卧位，改变习惯的仰卧位睡眠；②睡前尽量不要饮酒，不要喝浓茶、咖啡，也不要服用某些药物，因为酒精、镇静剂、安眠药以及抗过敏药物都会使呼吸变得浅而慢，并使肌肉比平时更加松弛，导致咽部软组织更容易堵塞气道；③养成定期锻炼的习惯，减轻体重，增强肺功能。此外，打鼾者还应预防感冒并及时治疗鼻腔堵塞性疾病。

● 咀嚼时，为什么下颌关节响且痛？

咀嚼时出现下颌关节响且痛说明患了颞颌关节紊乱病。该病主要表现为颞颌关节区肌肉等软组织疼痛，下颌运动异常，关节弹响、有杂音等，多为功能紊乱性，也可以累及关节结构紊乱甚至器质性破坏。

病人常有情绪焦躁、易怒、易激动以及失眠等精神症状，有些病人咬合关系紊乱，如病人的"尽头牙"错位萌出可造成颞颌关节紊乱病，拔除"尽头牙"后症状消失；有些病人夜磨牙，长时间嗑瓜子、咀嚼口香糖、吃硬食等都可以造成关节紊乱病；还有些病人长期的不良姿势等也会诱发该疾病，如长期托腮等。同时应避免不良习惯，如用牙咬开瓶盖等。

已经发生关节疼痛等症状的病人，应避免用疼痛侧牙咀嚼硬食，应进软食，患侧可以热敷，病情较重的应去医院就诊。针灸、理疗对疼痛有改善作用。如果是由𬌗干扰等其他原因引起的，则应到口腔科做相关治疗。

●"下巴脱位"反复发作怎么办？

"下巴脱位"又称下巴脱臼，是颞颌关节疾病的一种，病人以中老年女性为多，容易导致颌面部肌肉或韧带拉伤。病人常常在大笑的时候因张口过大而突发脱位的情况，所以有"笑掉下巴"之说。"下巴脱位"后应及时复位，复位后限制下颌活动。复位前，应做好思想准备、精神不宜紧张、肌肉要放松。必要时，复位前可使用镇静剂。常用的手法复位有口内法、口外法、颌间复位法 3 种。

下巴经常脱位，特别是在大哭、大笑、打哈欠等大张口的时候下颌骨不能自如运动，前牙不能闭合，针对这种习惯性脱位，病人应尽量避免大张口，打哈欠时可以用手托住下巴，如果轻微的下颌运动都可以使关节脱位，则应及时去医院手术治疗。

● 张不开嘴了怎么办？

"医生，我嘴巴张不开了！"临床常常可以遇到这样张口受限的病人。什么是张口受限呢？张口受限就是嘴巴不能张大到正常范围。张口受限可由感染、损伤、肿瘤、颞颌关节疾病等各种原因所致。

检查张口度时以上下中切牙切缘之间的距离为标准。正常人的张口度约相当于自身示指、中指、环指三指末节合拢时的宽度，平均约为3.7厘米。张口度小于正常值即为张口受限。上下切牙切缘间仅可置二横指，2.0厘米～2.5厘米时，称为轻度张口受限；上下切牙切缘间仅可置一横指，1.0厘米～2.0厘米时，称为中度张口受限；上下切牙切缘间距不足一横指，1.0厘米以内时，称为重度张口受限。完全不能张口，称为完全性张口受限，也称为牙关紧闭。

张口受限常表示咀嚼肌群或颞颌关节受累，也可由骨折移位阻挡或瘢痕挛缩等原因所致。现将主要可能引起张口受限的疾病简述如下。

（1）颞颌关节紊乱病：发病前可能有咬硬物、关节弹响、损伤、精神情绪影响等情况，颞颌关节及咀嚼肌处有压痛点，有时患侧有弹响。开、闭口时中线偏向患侧，开口型可呈曲线行程。X线摄影检查和关节镜检查可协助诊断。

（2）颞颌关节强直：多有感染及损伤史，病程较长。张口越来越小，甚至完全不能开口。幼年时发病的真性颞颌关节强直病人，常伴颌骨发育畸形，影响面下部的外貌，即患侧丰满、健侧扁平；双侧发育不良，下颌骨过小，颏部后缩，则呈鸟嘴状畸形。髁突活动减弱或完全消失。假性关节强直病人，口腔内外可触及粘连的瘢痕条索，X线摄影检查可帮助明确诊断关节强直。

天天爱牙口　健康一百年

（3）口腔颌面部间隙感染：包括急性冠周炎、颌骨蜂窝织炎、下颌骨骨髓炎等。一般病程较短，局部有红、肿、热、痛，以及体温升高等急性炎性症状。但慢性炎症可无急性发作，由感染引起的张口受限程度也不一，以翼下颌间隙、颞间隙及咬肌间隙感染引起的张口受限最为严重。

（4）晚期恶性肿瘤：颊黏膜、磨牙后区、软腭外侧方及上颌窦后方的恶性肿瘤晚期波及咀嚼肌尤其是翼内肌时，均可出现张口受限，并伴有疼痛、恶臭及恶病质等症状。口腔内可检查到肿块及溃疡。鼻咽癌、翼腭窝恶性肿瘤也可出现严重张口受限，伴有耳部症状。口腔、鼻咽部恶性肿瘤放射治疗后，由于咀嚼肌纤维化，也可引起张口受限。此类病人有放射治疗史，面颈部皮肤有色素沉着的放射斑。

（5）损伤：下颌骨骨折后引起咀嚼肌痉挛，颧弓和颧骨骨折移位压迫喙突均可引起张口受限。一般都有损伤病史及骨折的症状。X线摄影检查、CT检查可协助诊断。

（6）破伤风：有手术、损伤或中耳感染等病史，发病较快。肌肉呈持续性、强直性痉挛。表现除张口困难外，还有面部肌肉抽搐、苦笑面容、吞咽困难或阵发性抽搐等症状。

（7）癔症：女性较多见，发病急，可问及诱因。有各种痉挛性及弛缓性麻痹，意识清楚，但哭笑无常。

由此可见。张口受限虽是一个简单的症状，但可能是很多疾病的信号。因此，出现张口受限时应及时就医治疗，切不可掉以轻心、延误时机，造成一生悔恨。

● 什么是三叉神经痛？

三叉神经痛是指在三叉神经分布区域出现阵发性电击、针刺或撕裂样剧烈疼痛，持续时间数秒至数分钟，间歇期无疼痛。一般于 40 岁起病，多发生于中老年人，女性尤多。其发病右侧多于左侧，多为一侧发生。口腔或颜面的任何刺激，如轻微触摸面部、微笑、刷牙等都可以引起疼痛。有些三叉神经痛是由于机体其他病变如颅内肿瘤等压迫三叉神经，继发引起的疼痛。因此，三叉神经痛可分为原发性三叉神经痛和继发性三叉神经痛两大类，其中原发性三叉神经痛较常见。

原发性三叉神经痛是指找不到确切病因的三叉神经痛，其病因及发病机制尚不清楚，可能是由供应血管硬化并压迫神经造成，也可能是因为脑膜增厚、神经通过的骨孔狭窄造成压迫引起疼痛。

继发性三叉神经痛是指由于肿瘤压迫、炎症、血管畸形引起的三叉神经痛。此型有别于原发性的特点，疼痛常呈持续性，并可查出三叉神经邻近结构的病变体征。

三叉神经痛有时也被称为"脸痛"，容易与牙痛混淆。三叉神经痛的特点是：在头面部三叉神经分布区域内，骤然发作，无任何先兆，多为一侧，可持续数秒至 2 分钟，之后骤停。发作时，疼痛剧烈，呈闪电样、刀割样、烧灼样、顽固性、难以忍受等。另外，常伴有面肌抽搐、流泪、流涎、面色潮红、结膜充血等症状。随着病情的加重，间歇期愈来愈短，发作愈加频繁。一次强烈的疼痛刺激可使病人精神异

天天爱牙日 健康一百年

常紧张，终生难忘，造成极大的痛苦。有时说话、刷牙或微风拂面都会导致阵痛发作，三叉神经痛病人常因此不敢擦脸、进食，甚至连口水也不敢下咽，从而影响正常的生活和工作。有人称此痛为"天下第一痛"。牙痛的特点是：持续性的，夜晚疼痛加剧，对冷热刺激敏感，口腔检查有病牙存在。有不少三叉神经痛的病人误认为是牙痛，自己服药延误了病情。遇到疼痛还是应及时去医院就诊。

三叉神经痛的治疗目的是止痛。止痛的方法多种多样，可大概分为无创和有创两种治疗。无创治疗包括药物治疗、中医治疗、针灸、理疗等，适用于病程短、疼痛较轻的病人，也可作为有创治疗方法的补充治疗。有创治疗包括手术、神经阻滞、射频热凝治疗、伽玛刀治疗等。

● 什么是面瘫？

面瘫的学名为面神经麻痹，也称面神经炎、贝尔麻痹、亨特综合征，俗称"歪嘴巴"、"歪嘴风"等，是以面部表情肌群运动功能障碍为主要特征的一种常见病、多发病，不受年龄和性别限制。

面瘫的典型症状是：口角歪斜，上下唇不能紧密闭合，不能鼓腮、吹气；上下眼睑不能闭合，不能蹙眉，前额皱纹消失；多数病人是在晨起洗脸、漱口时突然发现一侧面颊动作不灵、嘴巴歪斜；病侧面部表情肌完全瘫痪者，前额皱纹消失、眼裂扩大、鼻唇沟平坦、口角下垂，露齿时口角向健侧偏歪；病侧不能做皱额、蹙眉、闭目、鼓气和撅嘴等动作；鼓腮和吹口哨时，因患侧口唇不能闭合而漏气；进食时，食物残渣常滞留于病侧的齿颊间隙内，并常有唾液自该侧淌下；由于泪点随下睑内翻，使泪液不能按正常途径引流。

面瘫常常在局部受冷风吹袭或着凉后发生，可能是寒冷刺激引起血管痉挛、神经缺血和毛细血管损害，导致面瘫。面瘫也有可能由病毒感染引起，还有可能与遗传有关。

面瘫早期可以理疗，还可以用 B 族维生素营养神经，80%的病人可以在 2 个月～3 个月恢复，神经部分变性的病人需要 3 个月～6 个月恢复，更严重的病人恢复缓慢或不恢复。永久性面瘫的主要治疗方法是手术治疗。

很多面瘫病人治疗后都会留有后遗症，因此防止面瘫的重点为预防。特别需要防止面部，尤其是耳后部受风寒；夏季夜晚不在窗口、屋顶睡觉；乘坐火车、汽车时不让耳后部长时间受冷风吹。

● 哪些因素可能造成先天性唇腭裂？

唇腭裂是口腔颌面部最常见的先天性畸形，平均每出生700 个婴儿中就有 1 个患唇腭裂。唇腭裂不仅严重影响面部美观，还因口、鼻腔相通，直接影响患儿发育，经常招致上呼吸道感染，并发中耳炎。患儿因吮奶困难导致明显营养不良，在儿童和家长的心理上造成严重的创伤。

这种先天性畸形主要是在怀孕第 4 周到第 10 周期间，由于某些致病因素导致胎儿面部发育障碍所致。可能的致病因素有：

（1）遗传因素：部分患儿直系或旁系亲属中有类似畸形

发生，大约有20%左右的唇腭裂患儿可查询出有遗传史。

（2）感染和损伤：怀孕初期（2个月左右）母亲感染过病毒，如流感、风疹或受过某种损伤可能成为唇腭裂的致病原因。

（3）母体怀孕期间患有如贫血、糖尿病、严重营养障碍等慢性疾病。

（4）怀孕期间服用某些药物，如镇静药、抗癫痫药及激素类药等。

（5）怀孕期间母体接受过大剂量X射线照射。

因此唇腭裂的预防关键在于妊娠早期的防护，特别是妊娠第12周以前，孕妇应注意食物营养成分的合理搭配，及时补充维生素A、C、E和复合维生素B，以及钙、磷、铁等矿物质。妊娠期间应保持愉快的心情，避免频繁接触放射线和微波，戒烟、酒，避免病毒感染，妊娠期孕妇患病应禁用可能致畸的药物。

● 唇腭裂患儿的最佳手术年龄是多大？

唇腭裂的治疗是一项系列性治疗，缺一不可。治疗目的是为了恢复上唇的正常形态和正常的语言功能。为获得满意的手术效果，整复手术的时间选择非常重要。一般情况下，早期进行手术可以尽早恢复患儿唇的正常功能和外形，最大限度减少瘢痕组织。单侧唇裂整复手术的最佳年龄为3个月～6个月，双侧唇裂一般在6个月～12个月进行，腭裂为生后18个月。如果患儿身体健康状况差，则应推迟手术。唇裂术后往往伴有不同程度鼻畸形，即裂侧鼻孔扁平、塌陷、鼻尖歪等，应在 8 岁时做鼻畸形矫正术。另外，唇腭裂小孩常常上颌牙排列不齐，可出现反𬌗即地包天，应在 12 岁左右进行牙正畸治疗。

● 唇、颊、舌系带过短怎么办？

上唇的中央有一个韧带连在牙龈上，称为唇系带。同样的系带在口腔的里面左右各有一个，被称为颊系带。另外，在舌的下面也有个韧带连接在口的底部，叫做舌系带。唇系带如果过短，会引起左右两个中切牙的分离，影响美观和咬𬌗。颊系带过短会引起牙萌出和排列异常。舌系带过短，舌的前伸运动就要受限，舌不能伸至下唇外侧，舌尖部则呈"V"型或"W"型。舌系带过短还常造成吸吮、咀嚼和语言障碍，特别是在发音时，由于舌尖不能抵达前腭部，病人不能发出舌腭音及卷舌音，给人"大舌头"的感觉。而且舌系带过短的幼儿哺乳时，由于舌前伸时系带与下前牙切端摩擦易形成溃疡。

舌系带过短可通过手术矫正。手术的时间以 2 岁前（幼儿说话之前）为宜。

系带过短都要进行治疗。治疗的方法是将系带切开，以不影响口腔功能为标准，将系带适当延长。但必须注意的是，婴儿期发育尚不完全，舌系带前部附着接近牙槽嵴顶端。随着年龄增大及牙的萌出，系带逐渐松弛，前部附着也逐渐相对下降，移位至口腔底部。因此，不必急于手术。手术矫正的最佳年龄在 1 岁～2 岁，具体治疗的时机可以同医生商量，一般在幼儿学说话前进行即可。

舌系带过短的矫正为麻醉后将舌系带横切开，再纵行缝合。如果出血不多，不缝合也可以，切口很快能愈合。

另外，舌系带过短引起的说话不清楚应与大脑发育不全引起的说话不准确加以区别，后者非手术所能奏效。

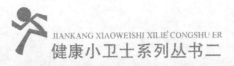

健康小卫士系列丛书二

天天爱牙日　健康一百年

口腔修复知识篇

● 牙缺失后为什么要及时修复?

口腔是消化道的起始部分,牙、牙列的健康关系到咀嚼食物的效率,如果牙没有良好的咬合关系,将加重胃肠的负担,使得食物无法被充分消化、吸收,进而影响机体健康。另外,口腔还与吞咽、呼吸、语言、表情、美观和心理状态等有密切关系。牙列因各种原因缺失后应及时修复,以阻止病变的发展。否则,将会产生一系列并发症,造成咬合关系紊乱、牙移位、食物嵌塞、牙周组织病变、牙槽骨吸收、颞颌关节病变等。牙缺失越久、缺失数目越多,修复效果越差。

通常拔牙后 2 个月~3 个月伤口愈合良好,牙槽嵴吸收趋向稳定,此时进行修复较好。因特殊原因过早修复,在 3 个月后由于牙槽嵴的吸收,必须进行衬垫或重做。

● 常用的镶牙方法有哪些?

(1) 固定假牙(固定义齿):有两种形式。一种是对单个牙的修复体,包括冠、嵌体、部分冠、贴面、桩冠等,用于修复牙缺损或是牙折断。另一种叫固定桥。固定桥是在自然牙上制作牙冠,牙冠与所要镶的义齿连为一体,以此来恢复缺牙的解剖形态和生理功能。在制作时要将缺隙两侧的自然牙磨成一定形态,确保固定义齿顺着一个方向戴入。戴入后粘固在自然牙上,病人不用自行取戴。它的优点是坚实稳固,美观舒适,体积小,无异物感,咀嚼功能恢复得快;缺点是磨除牙体组织较多,损坏后难以修理。

（2）活动义齿：是由卡环、人工牙、基托连接体连为一体的修复体。病人可自行取戴，其咀嚼压力并不完全由基牙承担，而是由缺牙区的黏膜、牙槽骨来共同承担。它对自然牙的要求不像固定义齿那样严格。它的优点是磨除自然牙组织少，设计灵活多样，便于清洁和修理。但活动义齿体积大，初戴时有异物感，对语言发音有一定影响，需要一个适应过程。如果口腔内牙全部没有了，就要装全口义齿。全口义齿是靠义齿基托与黏膜的紧密贴合产生的大气压力和吸附力而固位的。若病人的牙槽骨丰满、黏膜弹性好，义齿的固位就好。反之，牙槽骨低平、窄小，黏膜弹性差，固位就差。

（3）固定活动联合修复体：是集固定义齿与活动义齿的优点于一体的一种独特的修复体，它具有良好的支持、固位和稳定作用。该义齿借助特殊装置嵌合为一体，体积小、舒适、恢复咀嚼功能快、美观。

（4）种植义齿：将人工材料制成种植体，经手术植入缺牙区颌骨内，在连接于种植体的上部结构上制作各类修复体。种植义齿是目前恢复口腔功能最好的一种义齿。

● 固定义齿、活动义齿有何特点？

固定义齿一般只适宜修复缺牙数目较少的病例，或多个牙缺失但为间隔缺失者。固定义齿是通过牙冠粘固在自然牙上的，在行使功能时自然牙受力较大，因此对缺隙两端的自然牙要求较高。要求自然牙健康、稳固，牙周条件好，牙排列位置正常，能承担义齿的额外负担。在设计时，应根据病人的具体情况选择不同设计、不同材料的固定义齿。老年病人牙周组织萎缩较多、根暴露，不能承担较大秴力；病人健康状况差，不能耐受较长时间的牙制备等情况，应避免做固定义齿。

制作活动义齿对自然牙的要求不像固定义齿那样严格，设计较灵活。如果缺隙两端的自然牙（基牙）条件较差，可将卡环放置在健康的余留牙上。对缺牙区牙槽骨吸收较严重的病人，可利用牙托使之恢复，有利于保持面容的丰满。有的病人由于职业的需要不能缺牙，可在牙拔除后制作即刻活动义齿。待创口完全愈合后，将原义齿衬垫或重新修复。

● 镶牙前应做哪些准备？

在镶牙之前，应请医生对口腔的情况做一次全面的检查。口腔内可能会有残留的牙根、龋坏的牙冠、松动牙、不良修复体等情况，需要在修复前对这些影响修复效果的因素进行处理，才能保证义齿的质量和修复体的效果。

具体准备如下：

（1）修复需在良好的口腔卫生条件下进行，余留牙牙结石较多的需洁治后修复。

（2）拆除口腔内原有的设计不当的修复体。不良修复体会刺激牙床黏膜，无法恢复良好的咬合关系。

（3）余留牙龋坏或有牙周病等，应先做牙体或牙周治疗。

（4）对松动牙的处理视具体情况而定。一般对牙槽骨吸收 2/3 以上、牙松动达Ⅲ度者，应拔除。

天天爱牙日 健康一百年

（5）因缺牙过久未及时修复造成的邻牙倾斜及对殆牙伸长，给镶牙造成困难时，应对位置异常的牙进行调磨。

（6）口腔软组织病变，如系带位置不正常、黏膜瘢痕、松动软组织等，要给予修整。拔牙后骨质吸收不均，骨尖、骨突等也要进行修整，待创面愈合后再修复。

● 在保留残余牙根的情况下能镶牙吗？

现代口腔医学倡导对牙的治疗以保存为主。保留自然牙牙根，可使牙槽骨不因缺牙而吸收，同时保留了牙周膜本体感受器的功能。病人可感觉到咀嚼压力的方向，以便控制咀嚼力的大小。当然只有通过完善的治疗后的牙根才可保留，在其上装的义齿才能稳固、持久，担负起咀嚼功能。那么，如何保留牙根呢？若因外伤发生的前牙折断，只要未伤及牙床内的牙根，就可以抽去牙髓以去痛，然后进行根管治疗，即把根管消毒、扩大，再充填药物封闭根管。这样牙根可以毫无疼痛地保留数十年之久。在根管治疗后的牙根内安置桩核，再在其上镶全瓷或烤瓷牙，其外观与自然牙近似。由于龋病、楔状缺损发展而成的残根，往往牙髓已感染、坏死，炎症甚至扩展到牙根尖之外，形成病灶。对这样的残根，只要缺损不超过牙龈下太多，根尖病灶范围不超过根下 1/3，仍可采用根管治疗予以保存。病灶不再发展后可在牙根上覆盖义齿，修复缺失牙，其优点是牙槽骨不会萎缩，因为有牙根的支持，义齿咀嚼效率高。咀嚼力可通过牙根传导到颌骨上，符合正常人体的生理结构。

龋损损及牙根，牙根折断，且根尖病灶大，形成瘘管的残根，必须拔除。这是因为根管治疗难以彻底治疗，一旦制作义齿，炎性分泌物难溢出，易造成病灶扩散，危及健康。

● 剩余牙松动能镶牙吗？

并非所有的松动牙都需拔除，应视具体情况而定。某些松动牙是由于义齿设计不当或咬合创伤所致，去除病因后，可逐一恢复稳定。但是相当一部分松动牙是由牙周病造成的。牙周病是发生在牙龈、牙周膜、牙槽骨等牙支持组织的一种慢性疾病，它发病率较高，危害性较大，可造成牙松动、移位或自行脱落。到目前为止，牙周病的修复治疗是综合治疗的一个重要组成部分。对松动牙进行夹板固定是修复治疗的方法之一，临床上多结合镶覆义齿而设计为固定式或可摘式夹板，可将多数松动牙联结在一起，或将一组松动牙固定于牢固的自然牙上，使其连为一体，成为新的咀嚼单位，用于分散𬵡力、减轻牙周组织的负荷、促进组织愈合与修复。临床证明，有些患牙周病的牙经过正常的治疗后，可长期保留，或延长患牙的使用时间。

牙槽骨吸收 2/3 者（吸收达根尖 1/3），牙松动达Ⅲ度时应拔除。如果牙槽骨吸收 1/2，牙松动Ⅱ度左右，经治疗后应尽量保留。病人需镶牙又遇口腔内其他牙松动时，应请医生检查诊断之后，方可确定松动牙的保留与否。

● 牙床骨尖怎样处理？

拔牙后牙床有时会出现尖锐的骨尖或较大的骨突，用手触压时疼痛，有的病人就怀疑是牙没拔干净，其实不是。拔

天天爱牙日 健康一百年

牙后牙槽骨的宽度和高度都要吸收，但吸收是不均匀的，往往就出现骨突。另外，比较难拔的牙，在拔牙时牙槽窝过分扩大或牙槽骨骨壁骨折而又未按压复位；牙槽中隔较高或牙槽骨壁过分突出，都可在拔牙后出现骨突、骨尖。

牙床出现骨尖就会影响镶牙，较大的骨突可妨碍义齿的摘戴，即便戴入义齿，也会因黏膜压痛而降低咀嚼效果。因此，一旦出现有压痛而又锐利的骨尖应及时处理。通常在拔牙后1周～2周可用干净的手指触压按摩骨尖，以增加血液循环，加快骨尖吸收。若骨突较大或拔牙时间较长，牙槽骨吸收趋于稳定，则按摩效果就差了，这时需到医院进行牙槽骨修整，通过手术去除骨尖、骨突，待修整创面愈合后就可以镶牙了。

● 老年人缺牙后口腔组织变化的特点有哪些？

要回答这个问题，首先得谈谈老年人的口腔特征。随着机体的老化，口腔各组织也出现老化过程。

（1）口腔黏膜出现变薄而干燥的倾向，肌肉弹性下降，对外界刺激的敏感性增加。牙缺失后若戴上义齿，口腔黏膜在承受压力的情况下会出现充血、压痛甚至褥疮。极少数人甚至不能承受义齿。

（2）唾液腺细胞萎缩，唾液量减少。一般老年人都有口腔干燥现象，装牙后义齿缺少唾液的吸附作用，固位受到影响。

（3）支持牙的牙周组织发生退化，造成生理性的、无炎症性的牙龈退缩和牙槽骨吸收。此种变化使牙的根颈部、根分叉处外露，牙也可发生不同程度的松动。

（4）牙间隙增大，食物易嵌入，更加重牙周的萎缩。

因此，老年人缺牙后其牙槽骨的吸收更明显，加之其肌肉、黏膜的弹性下降，装牙的难度增加。

老年人应多吃富含维生素类的新鲜蔬菜、水果，尤其是含丰富维生素 C 的食品，增加血管黏膜的弹性。若缺失牙应及时镶复，恢复对口腔组织的正常生理性刺激，延缓其衰老退变。对余留病牙也应尽可能地进行治疗并予以保留，不要轻易拔除。这样可延缓牙槽骨的吸收，增加义齿的支持固位。医师也应尽可能利用口腔组织的解剖特点获取良好的固位条件，使老年病人在失牙后能镶上一副满意的义齿。

● 怎样使用、保护义齿？

当义齿戴入口内后，应当知道如何使用、保护义齿。这样才能发挥其有效功能，获得满意的修复效果。

首先要树立使用义齿的信心。因初戴时可能有异物感，出现恶心、呕吐、流口水、发音不清等现象。只要多练习，坚持戴用，短期内便能适应。

有的病人因长期缺牙或长期戴用已不合适的旧义齿，形成了下颌前伸或单侧咀嚼习惯。因此，在初戴新义齿时，常不易咬到正确的位置，从而影响义齿的固位和咀嚼功能。尤其是口腔条件差，适应能力弱，又有不良咬合习惯的病人，应先练习吞咽后双侧后牙咬合动作，以纠正不良的咬合习惯。开始时进一些软食，如稀饭、烂面条等，在后牙上慢

天天爱牙日 健康一百年

嚼，不要用前牙切咬。待适应一段时间后，再进一般食物。

初戴义齿后可能有口腔黏膜压痛、咀嚼痛等现象出现。如果疼痛严重，有溃破，可将义齿暂时取下，但在复诊前数小时应戴上，以便留下压痛处的痕迹，使医生能准确地修改。

不能用暴力取戴义齿，更不能用牙咬着取下，这样会使挂钩变形折断，损坏义齿。戴入时应将义齿对着缺牙部位轻推就位，取时应用手抓住挂钩顺戴入方向轻轻取出。刷洗时应小心，以免掉落地上使义齿破裂。凡义齿不用时应浸泡于冷水中，切勿用沸水或酒精浸泡；戴义齿有压痛时切不可用工具自行磨改，以免修坏。如果发现义齿折断或人造牙脱落，不要丢失，可到医院修补。

义齿戴入后要注意保护口腔组织，饭后应摘下用清水洗干净后再戴上，以免食物残渣沉积在义齿上刺激黏膜，影响口腔组织健康。刷牙时应将余留牙刷干净，以免牙龋坏。睡前应摘下义齿，使无牙区组织得到休息，每日至少用牙膏、清水彻底刷洗义齿1次。

● 镶活动义齿后易出现什么问题？

（1）自然牙疼痛。由于义齿的挂钩卡抱自然牙紧或义齿与自然牙接触过紧，使自然牙承受了不正常的𬌗力、扭力或挤压力，导致疼痛。或设计不当，选用了病牙做基牙及使用了力量过强的卡环，都可使自然牙难以承受而发生疼痛。应找出原因，分别修改。

（2）黏膜疼痛。如义齿的设计支持不够、游离端义齿下沉、基托边缘过长或过锐、缺牙区牙槽中有尖锐骨突，都可使黏膜在装牙后受压充血、溃破，产生疼痛。

（3）义齿固位不良。义齿在行使功能时出现弹跳、摆动，易松脱。有诸多原因可造成上述现象，如基牙的固位形欠佳，卡环过紧、过松，基托未与黏膜完全密合，硬区缓冲不够形成支点等。

（4）义齿咀嚼功能差，前牙咬在上前牙舌侧的牙颈部，严重者直接咬在上颌牙床黏膜上。活动义齿依靠两侧挂钩。舌侧有一叫基托的塑料或金属板连接义齿，固定在自然牙上。一旦上前牙缺失，由于下前牙咬在上前牙舌侧的牙颈部或舌侧黏膜上，就无空隙安放基托，即使调磨下前牙也无法获得足够的间隙。部分病人虽可采用固定修复，但有一定的局限性。在此种情况下，若病人年龄不太大，下前牙排列整齐，牙周组织健康，可考虑用带平面𬌗导板塑料基托式义齿修复上前牙缺失。制作方法是在正常的前牙活动修复体的前牙区基托上，加平面𬌗导板。这样在咬合时，下前牙咬在导板上，使后牙因𬌗面无接触而逐渐伸长。此义齿一般戴用3个月～6个月，前牙就可有足够的间隙容纳基托。此时磨除平面𬌗导板，并利用此基托重排上前牙或重做前牙活动修复体。由于平面𬌗导板式义齿前牙接触在导板上，造成后牙不接触，不能咀嚼食物，故此种义齿吃饭时要取下，吃饭后再戴上，起到美观和矫治的作用。

● 镶义齿后发音不清楚怎么办？

因过去长期未修复缺牙，或因义齿戴入口内后使口腔原有空间有所缩小、舌活动受限，都可造成暂时性的不适应而使发音含糊不清。但经过一段时间戴用，一般会逐步习惯，发音也逐渐清楚。若因人工牙排列位置不当或基托过厚、过大有碍舌的活动时，可将基托磨薄、磨小。

一般情况下，全口义齿初戴时，常会发音不清楚，但很快就能够适应和克服。若牙排列的位置过于偏舌侧，就会发音不清或有哨音。哨音是由于后部牙弓太狭窄，舌活动受限，使舌背与腭面之间形成很小的空气排逸道而造成的。基托前部的腭面太光滑，前殆面过于光滑，可将颌基托前部形成腭皱和切牙乳突的形态，形成上前牙舌面隆突，舌面窝和舌外展隙的形态，也可改善发音。如果下前牙排列过于向舌侧倾斜，使舌拱起较高，可使空气逸出道变小，而造成哨音；如下颌前部舌侧基托太厚，也会使发"S"音不清楚。修改方法：可将下颌前牙稍向唇侧倾斜，将下颌舌侧基托磨薄些，使舌活动空间加大。

● 活动义齿为什么需要牙托？

活动义齿依靠义齿挂钩（卡环）卡抱在自然牙上，以达到固位和稳定的目的。而人造牙如何与卡环相连呢？这就要依靠牙托来连接。另外，牙托还有其他的作用。

（1）义齿的人造牙排列其上，可把分散于缺牙间隙的人造牙连成一整体。

（2）若口腔内有硬、软组织缺损所造成的畸形，可加大、加厚牙托的体积和面积来重建颌面外形，恢复外观。

（3）牙托可承受义齿在生理限度范围内所承受的殆力，

并可给予口腔以生理性刺激，使牙槽嵴和周围组织不会产生废用萎缩。

（4）在牙托和黏膜之间存在唾液，有助于义齿的稳定和固位。

（5）牙托有支持杠式义齿的作用，抵抗义齿的移位力量，并可起到间接固位体的作用。

（6）着落在人造牙上的咬合力通过牙托传到口腔组织，使之合理地均匀分布。

（7）如果义齿的部件损坏，可于牙托内以小连接体修理，因此牙托是活动义齿不可缺少的组成部分。

● 全口牙缺失后上下颌骨变化如何？

全口牙缺失后，上下颌骨的改变主要表现在牙槽骨的吸收。牙槽骨随着牙的生长和行使功能而得以发育和保持外形。牙列缺失后，由于缺乏功能性刺激，牙槽骨逐渐变得圆钝。随着吸收不断进行，上下颌骨亦逐渐失去原有的形状和大小。

在上颌骨，牙槽骨的吸收是顺牙根方向进行的，故上颌牙槽骨的吸收方向是向上向内。又由于上颌牙槽骨外侧骨板薄而疏松，故外侧骨板的吸收较内侧骨板多而快。上颌牙槽骨吸收的结果是使上颌弓逐渐缩小。严重者使切牙乳突、颧突与牙槽嵴顶的距离逐渐接近，甚至与之平齐，腭穹隆因而相应地变浅、变平。内侧板改变虽小，但吸收亦在不断进行。

在下颌骨，牙槽骨吸收的方向也循牙根方向进行，即向下向外吸收。下颌的内侧骨板薄于外侧骨板，故吸收结果是下颌弓逐渐变大。严重者外斜嵴、下颌隆突、颏孔及牙槽嵴顶等均可因牙槽骨吸收而与牙槽嵴顶接近或平齐，形成刃状或平坦的骨嵴。由于上下颌牙槽骨的吸收方向相反和持续进行，故结果下颌弓大于上颌弓。全牙列缺失者，常表现出下颌前突、下颌角变大、面下部垂直距离变短、上下颌弓关系不协调等。

● 对牙床实施哪些手术可使全口义齿更稳固？

全口义齿因吸附力、大气压力等物理作用可吸附在牙床上行使功能。一般说来上口义齿戴用较稳固，而下口义齿因其下承托组织面积小，又有舌的活动和下颌骨周围肌肉群的活动，易牵拉松脱。下牙床吸收低平者尤甚。

实施以下手术有助于全口义齿固位：

（1）牙槽骨修整术。去除过大的组织倒凹和骨突、过大的上颌结节（双侧）。过大的组织倒凹和骨突影响义齿就位，若磨除义齿障碍点则破坏了义齿的边缘封闭。对双侧过大的上颌结节则去除一侧，义齿先从另一侧就位，再在手术侧就位，这样更有利于义齿的稳固。

（2）唇、颊、舌系带成形术。如系带附着点与牙槽嵴顶平齐，则自系带"V"形切迹处进入的空气可致义齿失去边缘封闭而影响固位，系带的活动亦可牵动义齿松脱，应手术降低系带附着。

（3）切除过度活动的黏膜、软组织。此种现象常见于长期戴用不合适的义齿造成软组织增生，常发生在上前牙区，呈下垂状可移动的增生黏膜，影响义齿稳固。应行外科手术将其切除。

（4）唇颊沟成形术。若唇颊沟过浅，影响全口义齿基托边缘的伸长，义齿常因肌肉活动而脱位。宜做唇颊沟加深术，可以相对地加高牙槽嵴，增加义齿的承托面积，有助于固位和稳定。

（5）种植体植入术。对牙床低平、影响稳定者，可通过外科手术将种植体植入颌骨内或骨膜下，而在种植体伸出的支柱或基桩上安置固位装置，再把义齿嵌合其上以助稳固。

●"全口义齿试样"是怎么回事？

当正常人自然牙存在时，上下颌骨关系靠自然牙面接触而保持着面下1/3的垂直高度。而全口牙缺失后，这个高度就失去了支撑。我们可看到一些全口无牙的病人显得嘴瘪，面下垂直距离缩短，面部的比例失常。而全口义齿必须恢复这个高度，颞颌关节、肌肉才能正常行使功能，面部外形才会自然协调。当全口牙缺失后，上下颌骨间失去了牙的支持，医生就难以立刻确定病人上下颌骨之间的正常关系。在制作全口义齿时，如果颌骨之间的关系位置不正确，则排列的人工牙列就不可能与病人的颞颌关节、肌肉功能相协调，就不能行使正常的咀嚼功能。临床上借助一种能代替上下颌牙位置的颌托，将病人的上下颌骨关系记录下来并转移到能模仿人体颌运动的颌架上，然后在其上排牙。这一过程称"全口义齿试样"，即颌位记录。

天天爱牙日 健康一百年

● 使用全口义齿会出现哪些问题？

（1）初戴时可有感觉障碍和发音障碍。这与病人的个体情况以及义齿的制作密切相关。在制作过程中力求做到基托的大小、厚薄及磨光面合乎要求。另一方面，要嘱病人耐心使用，练习一段时间就会好转。

（2）恶心。部分病人初戴时可能出现恶心，甚至呕吐。常见原因是由于上颌义齿后界边缘伸展过长，只需稍做磨改即可，有时戴几天也会好转。

（3）疼痛。义齿基托边缘伸展过多，唇、舌、颊系带区让开位置不够，骨尖、骨突区压迫，都可造成疼痛、黏膜溃破，相应区调改即可。

（4）松动、易脱。牙托与黏膜不密合，牙托边缘过长、过短、过厚，唇、颊、舌系带位置不够或人造牙位置排列偏颊或偏舌，均可使义齿松脱，只需做相应的处理即可改善。而义齿在咀嚼运动时易松脱，多半是因有早接触点致咬𬌗不平衡，进行调𬌗即可。

（5）咀嚼功能不好，咬不碎东西。常见原因是上下颌牙的咬𬌗接触面积小，或在调磨咬𬌗过程中磨去了应有的尖窝解剖外形。应通过调改咬𬌗，增加接触面积并形成应有的尖窝解剖关系。

（6）咬颊、咬舌。若因后牙排列超𬌗过小，出现咬颊现象，应选磨下颌后牙颊尖颊斜面以加大超𬌗。若因失牙过久，颊侧软组织肥厚，内陷或舌体变大而造成咬颊或咬舌现象，经一段时间戴用常可改善。前牙区有咬舌现象应磨改下前牙切缘的唇侧斜面及上前牙切缘的舌侧斜面，并加大超𬌗。

● 为什么全口义齿前牙不接触了？

全口义齿在正中咬合时上下前牙都保持了一定的间隙，无咬合接触。这是因为人的自然牙是依靠牙根生长在颌骨里，保持各自牙的稳定，着力于单个牙上的咀嚼力量不会引起该牙脱位。而全口义齿则是依靠吸附力、大气压力等物理作用吸附在牙床上行使功能的。它是一个整体，着力于一个牙上的力可以带动整个义齿脱位，即所谓"牵一发而动全身"。当前牙在行使咬切功能时，后牙也应有接触，这样才能使义齿保持着三点接触的前伸平衡而不致脱位。这就要求磨牙处于非功能状态时前牙无正中咬合时的𬌗接触。全口义齿的上下前牙保持着一定的间隙无接触，可以减少义齿对前部牙皱襞的压力，以利于支持组织的健康。前牙如有𬌗接触，将影响𬌗接触强度，在咀嚼运动过程中造成轻度的𬌗干扰，从而影响颞肌前束的功能状态，使咀嚼效率降低。由此可见，全口义齿正中咬合时前牙有接触既不利于支持组织的保健，也不利于咀嚼功能的恢复。

● 义齿挂钩会损伤牙吗？

义齿依靠金属制作的挂钩（卡环）卡抱在自然牙上，达到固位和稳定的目的，并在行使功能中不致脱位和下沉。因每颗牙都有一周径最凸处，凸度以上称倒凹上，凸度以下称倒凹下，卡环应放在自然牙的倒凹上下交汇处或稍下，应呈

天天爱牙日 健康一百年

休止状态。轻贴自然牙上，只有义齿在受到脱位力量时，卡环靠卡抱在凸区域的阻挡才产生固位作用。卡环不可紧挟自然牙，而且在任何方向都不能有力加于其上，对自然牙上的任何力量都可使自然牙受到损伤。因此，义齿挂钩的放置位置及其要求应符合下列条件：①有固位作用，保证义齿不脱位；②一副义齿上的卡环数目不应过多，以免固位力过强，损伤自然牙；③对自然牙不应产生矫治性移动；④取戴义齿时，对自然牙应无侧方压力，以免损伤自然牙；⑤应尽量避免在口内使用不同种类的金属挂钩，以免产生电流作用；⑥卡环与自然牙间应无间隙，避免积存食物，而使自然牙龋坏；⑦各卡环间和卡环本身的颊舌臂间，尽量要有交互对抗作用，即卡环固位臂作用于自然牙上的力量可被其相对的力量所抵消，以保证牙不被推移。

按照上述要求制作的义齿挂钩就不会损伤牙齿。

● 假牙能几副交替使用吗?

一般来说义齿最好不要几副交替使用，因为目前在制作义齿的过程中多为手工操作。同一个人，若先后取两次模，取模时医生操作的手法、压力的大小、口腔软组织在取模时受压情况等，均可使两副模型有差别。加上在此后的制作中义齿排列的位置、牙托的范围等诸多因素，使义齿在完成后多少有点差别。病人对两副义齿的适应情况就可能不同。例如，有的病人因义齿疼痛要求修理，检查发现口腔组织有压痛痕迹。但若病人是两副义齿交替使用的，就很难确定是哪一副义齿造成的压痛。盲目修改可导致该修的地方未修，不该修的地方修了，以至影响义齿的使用效果。但是，对于比较简单的义齿，如个别前牙缺失的修复，有的病人为了美观希望做两副替换，这样万一义齿损坏仍有另一副替代，不致存在缺牙期。对此类病人可满足其要求，并要求两副交替使用。因为简单托牙误差较小，前牙又不担负咀嚼殆力。但在与相邻自然牙关系上可能有差别，邻接关系可能紧或松一点。因自然牙有向缺隙侧移位的趋势。邻接关系松点的，自然牙可稍移向近中。因此，当一副牙损坏后再戴另一副牙，有可能戴不上，故交替使用可避免发生牙移位现象，又可避免缺牙期。但较复杂的义齿和全口义齿最好不要两副以上交替使用。

● 义齿会吃下肚吗？

在正常情况下，口腔黏膜与舌非常灵敏。例如，在吃米饭时遇有小小沙粒，人们也能用舌尖巧妙地将其剔除、吐掉，同时进行的咀嚼运动还不必停歇。所以前牙的局部义齿及牙托较大的义齿都不可能造成误咽的事故。

能通过咽部进入食管的义齿只有带一、两个义齿的小型义齿。由于固位力差，致使义齿易于松动、脱位。尤其是在后边的上牙或下牙最容易脱位，因为它处于舌后部，又在吞咽动作的活动范围之内。另一方面，戴用这类后牙小型局部义齿的人多属青壮年，有的性格不沉稳，或因工作繁忙，吃饭时狼吞虎咽不加细嚼，致使义齿脱位以后舌来不及反应就随食物团块咽入食管了。一旦小型活动义齿被咽入食管后，病人应到医院检查，在医生指导下多吃一些富含纤维的蔬菜

天天爱牙日 健康一百年

（如韭菜、芹菜等），把义齿裹住，使它在胃肠蠕动中不刺伤消化道，顺利通过3个狭窄部，便能随粪便排出体外。义齿被吞入肚后绝不能服泻药。泻药能促进胃肠痉挛收缩，引起肠穿孔。但也不要紧张，与医生合作好常能免除手术之苦。

● 牙有缝隙能镶吗？

中老年人常因两邻牙间磨损或牙缺失，未及时镶牙，造成邻牙向缺隙处移位、倾斜；或因牙龈、牙周的萎缩等原因使自然牙之间出现缝隙。此类缝隙一般不能用镶牙的方法来解决，多用调拾、镶牙套，或采用卡环式食物阻嵌器的方法来解决食物嵌入缝隙的问题。有的人因颌弓发育的原因致牙排列稀疏尤其在前牙，影响美观。若牙间隙超过2毫米者，可行活动或固定义齿修复；若牙间隙在2毫米以内，可用光敏固化的方法消除间隙。后牙间隙在2毫米以上者亦可用小型可摘义齿、整体金属铸造义齿修复，以阻止两邻牙的倾斜、移位和形成新的间隙。但对食物嵌塞性间隙在2毫米以内者，则不能用义齿修复。因为间隙过小，镶入的义齿坚固性差。

● 镶义齿为什么要磨牙？

镶义齿，不论是镶可摘义齿还是固定义齿，都应有固位装置才能稳固，在行使咀嚼功能中不致脱落。可摘义齿是依靠挂钩（卡环）来固定，固定义齿依靠镶在邻牙上的牙套（固位体）来固定。这些固位装置都需在牙间占有一定的空间，并需牙体具备一定的条件。因此必须磨改基牙（放置固位体的自然牙），给固位体创造必要的空间和条件。

牙列缺失后，失牙间隙两侧的自然牙可能有倾斜、移位，为了使义齿摘戴顺利，须磨改倾斜的自然牙，使义齿能获取一致的就位道。多个牙间隙缺失者，其周围自然牙若有较大的倒凹，可使修复体的外观和功能遭受一定影响，应适当削切少量牙体组织，以减小倒凹，便于义齿就位。

必须对过长牙、畸形牙、错位牙进行必要的调磨，以取得协调的邻间和颌间关系。对各个上下牙间的𬌗早接触和障碍点也要进行调磨，以使义齿装戴后在行使功能时达到平衡接触。

● 戴义齿吃东西香吗？

辨别食物的味道主要靠舌部。味觉是由舌黏膜司味觉的组织——味蕾来感知的。在舌表面有很多叫舌乳头的突起小点，有丝状乳头、小圆形乳头，近舌根部还有一排轮状乳头。这些乳头里面含有味蕾，在显微镜下观察到其中含有许多味觉细胞。细胞又通过神经传导把味觉传到大脑的味觉中枢，于是才有味的感觉。传导味觉的神经是舌咽神经和面神经。

味觉只有酸、甜、苦、咸4种。辣是痛觉；香、臭、腥、膻也不是味觉，它们属于嗅觉，由鼻腔黏膜上的嗅细胞来感知。平时吃饭，味觉与嗅觉一并作用，闻到了饭菜的香味，尝到了食物的味道，通过神经反射引起唾液和胃肠消化液的分泌增加及胃肠蠕动加强，以准备消化即将来临的食物。

舌在牙咀嚼食物时可以起到搅拌器和传送器的作用。舌灵巧地把咀嚼的食物反复堆放到上下牙之间，使牙不停歇地咀嚼。舌头在咀嚼过程中品尝着食物的美味。而初戴义齿的病人往往对义齿尚不适应，不会使用，咀嚼不细或干脆未经咀嚼就吞下去，因而会感到吃东西没味道。只要戴用习惯了，就不会吃东西不香了。

● 吃烫的东西会把义齿烫坏吗?

吃烫的东西不会烫坏义齿。口腔一般温度是 35.5 摄氏度～36.5摄氏度，口腔黏膜能承受的最高温度是 60 摄氏度～100摄氏度。义齿最后成形时热处理的最终温度是 100 摄氏度，接近沸水的温度，即 80 摄氏度以上可致义齿变形。因此一般能进入口内的食物其温度是不会烫坏义齿的。

● 义齿坏了能自己修吗?

义齿坏了应去医院请镶牙科医生修，不要自己修。因为只有按病人的口腔解剖生理条件才能复制真实反映口腔情况的模型，才能制作出符合口腔情况的义齿。一旦义齿损坏，与口腔组织的接触关系就有可能改变，修复时的准确性病人是难以掌握的。有的病人牙托坏了用胶水粘接，这是不可取的。一来胶水未做过医学毒性试验，对人体是否有毒尚未知；二来胶水的化学成分与牙托材料的化学成分不一样，它们的结合只能是机械结合或松散的化合，是不牢固的。故义齿坏了还是请医生修理为好。

● 什么是覆盖义齿?

覆盖义齿是指义齿的牙托覆盖并支持在已做处理的牙根或牙冠上的一种全口义齿或可摘局部义齿。

牙拔除后,牙槽骨呈进行性吸收,戴用义齿只能减缓牙槽骨吸收的速度,并不能阻止牙槽骨的持续性吸收。目前已知预防牙槽骨吸收和牙槽嵴丧失的唯一可靠的方法是防止牙的缺失。在保存牙或残根的同时也保存了牙槽骨。因此覆盖义齿的应用,较好地解决了牙槽骨吸收的问题。而牙槽嵴的严重吸收直接影响义齿的修复效果。

覆盖义齿是有自然牙或牙根支持的,因此也保存了自然牙所具有的生理辨别功能。当义齿行使功能时,殆力刺激可通过牙根、牙周膜的本体感受器传入神经中枢。牙周膜和咀嚼肌的感受器具有很强的辨别能力,能够较准确地区别出牙间物体的大小,感觉出力的方向,并能通过这种辨别控制力的大小。

覆盖义齿的应用使一些过去认为要拔除的患牙得以保留。对一些患有全身性疾病不能承受拔牙的病人或对拔牙有恐惧感的病人,可考虑在炎症消除后或根治后先行覆盖义齿修复缺失牙,及时镶牙,恢复功能,有助健康。

保留游离远端的牙作覆盖基牙,可以减少或防止游离鞍基下沉,从而减轻其下牙槽嵴所受到的压力和近中基牙承受的扭力。

通过合理的治疗、处理,尽量保留自然牙及牙根,在其上行覆盖义齿修复。这样,当义齿行使功能时就有自然牙

天天爱牙日 健康一百年

感，效果好、易适应。

● 什么是即刻义齿？

即刻义齿是在病人的自然牙尚未拔除前就预先做好，待拔牙手术完成后立即戴入，可以应用于全口义齿，也适用于活动部分义齿或固定义齿。

即刻义齿是在拔牙后立即戴入，可使整个修复过程缩短，立即恢复功能和美观，病人易于习惯。但在病人的拔牙创口愈合后，牙槽骨吸收趋于稳定，往往需衬垫或重做义齿。

即刻义齿的优点：①可以即时恢复病人原有的面部外形和功能，使病人无缺牙期，从而解除缺牙的痛苦。②在制作即刻全口义齿时，因病人口内尚存留有部分自然牙，保存着原有的咬合关系和颌间距离，同时颌面部肌肉的张力、颊舌软组织以及颞颌关节也未发生改变，所以比较容易确定颌位关系。立即戴上义齿，病人也会很快地习惯使用。③义齿的形状、颜色、大小与位置均可根据原状排列。④对伤口可以适当地施加压力，有利于止血，同时也可以保护伤口，使其不受刺激和感染。因此可减少病人疼痛并促进伤口的愈合。⑤减少牙槽嵴的吸收。拔牙后立即戴入义齿能即时恢复原牙支持组织的生理性功能刺激，保护牙槽嵴的健康，防止失用性萎缩。因此，在适当的情况下可以考虑采用即刻义齿。

● 牙床缺损可以镶牙吗？

牙床缺损一般来说是可以镶牙的，但若缺损严重并伴有颌骨缺损，使义齿的固位和支持受到影响，就需要植骨后再在其上镶牙或修复。

牙床缺损常致面容改变、牙𬌗畸形，影响美观。牙床缺损使义齿丧失了赖以支持的承托组织，因此在修复时应注意尽量保留余留牙使义齿能依靠余留牙的支持而得到固位。牙床缺损制作的义齿，往往是依靠扩大塑料基托来填补缺损区，这样，修复体往往大而重。由于支持组织较少，修复体易翘动和摆动。应尽量利用现存的组织和组织倒凹，以获得足够的固位。在不影响肌肉组织活动的情况下，尽量扩大基托面积，使牙支持式和黏膜支持式固位达到完美的结合。这样，牙床缺损的病人是可以获得一副满意的义齿的。

● 街头游医的快速镶牙可信吗？

现在街头常可见到有游医打着"快速镶牙"的招牌给缺牙者镶牙，还真有不少人相信。

正规医院常接诊经过街上游医镶治牙的病人。病人常恳求医生帮助拆除义齿。经检查发现，此类病人口腔奇臭，局部牙床明显充血、糜烂，有的甚至肿胀，殃及半侧面部。所镶义齿系由钢丝捆扎在邻近多个自然牙（有的是病牙、残根）上，再用自凝塑料（白色、红色）堆积在缺失牙间隙及捆扎在牙上，使其连为一体。这样既不利于口腔清洁，更谈不上恢复缺失牙的功能。这种义齿往往初装时感觉不出什么，待几天一过，不良修复体引起的种种症状也就出现了。例如，义齿与组织间食物残留得不到清洗，便出现局部红肿、发炎、溃破；病牙炎性分泌物因义齿的包裹得不到引流便向深层发展，造成面部肿胀，甚至引起全身感染。这些游医常不固定地点，一旦病人发现上当也找不到他们了。这些人打着"快速镶牙，价格便宜"等诱人招牌，既未经过正规训练、缺乏镶牙知识，又无一定的卫生设备，其欺骗性很强。因为这种牙分不清自然牙和义齿的界限，内又有看不见的钢丝缠绕，使医生拆卸也很困难。而病人往往是在炎症期来就诊的，拆卸的震动也可能增加病人的痛苦。

● 什么样的义齿需软衬垫？

软衬垫主要用于某些无法忍受义齿坚硬基托压迫的牙列缺失病人，也可用于义齿固位困难者，以及填塞颌面修复体或活动义齿的倒凹区。

软衬垫一般用于全口失牙的老年人。老年人全口牙缺失后牙槽嵴吸收显著，有的成刀刃状，加之口腔组织老化，口腔黏膜缺乏弹性，涎腺细胞萎缩，唾液分泌减少，口腔干燥。戴用全口义齿后，坚硬的塑料牙托覆盖在变薄、缺乏弹性的、干燥的牙槽骨黏膜上。这样硬碰硬，就会造成病人牙床普遍压痛，而通过磨改牙托组织面来缓冲的方法也不能缓解压痛状况。在这种情况下就需要在牙托内面衬上一层软衬垫，起到软性缓冲的作用。

软性聚合体材料是一种柔韧和具有弹性的高分子化合物，目前使用的有丙烯酸酯类、硅橡胶类。

● 多数牙重度磨损怎样修复？

多数牙重度磨损后，往往使面下部变短，垂直距离降低，面容苍老。有的牙经重度磨耗后吃东西酸痛，影响咀嚼和美观，有的甚至颞颌关节也受累疼痛。解决此类复杂问题，一般需要增加垂直距离。病理性磨损是由于夜磨牙、不正常的咀嚼习惯及吃粗糙食物所致。严重磨损时牙髓可能暴露。牙质发育不全时磨损较快。这些牙宜用根帽覆盖，做覆盖义齿修复。

老年人的生理性重度磨耗是长期的、持续的。继发性牙本质已形成，一般酸痛不明显，常因伴有牙缺失需做修复时来就诊。因颌龈距离过低影响镶牙，需增加垂直距离。但必须在病人生理功能范围内适当加高。

● 义齿不合适能凑合吗？

有些病人义齿已不合适了，仍旧在凑合着使用，这是很不好的。因为不合适的义齿装上后可引起口腔软、硬组织发生一系列病理性改变。

（1）义齿与口腔组织间出现间隙，可使食物嵌入，细菌滋生，引起口腔内组织充血、发炎。咀嚼时义齿压力不均匀，压迫重的地方可形成溃疡，牙槽骨吸收加速，软组织增生等。

（2）义齿牙面重度磨耗，面下部垂直高度明显缩短。长期使用这样的义齿可使肌肉张力下降，颞颌关节区在咀嚼时位置改变。长期的非正常的功能运动可引起颞颌关节功能紊乱综合征等一系列症状，如张闭口弹响、进食疼痛等。

（3）义齿过紧、过松。义齿过紧可引起自然牙疼痛、松动，软组织压迫、溃破；过松的义齿在咀嚼、说话时上下活

天天爱牙日　健康一百年

动，食物嵌入等也不利于义齿的使用。

故不合适的义齿应及时请医生调改或重做，不要凑合着用，否则不利于口腔组织的保护。

● 义齿修复与颞颌关节的关系是怎样的？

一副合适的义齿可以使病人受益，而不合适的义齿可以给病人带来痛苦，甚至造成医源性疾病。

颞颌关节是颌面部的唯一关节，无论是咀嚼、吞咽或语音，无不需要下颌运动，而任何一种下颌运动都与颞颌关节的运动是同步相连的。

义齿依附在上下颌骨上，其在咬合及咬合运动中都要牵动颞颌关节。因此合适的义齿有利于颞颌关节的保护和正常运动，而不合适的义齿可破坏口颌系统平衡协调的运动，进而引起颞颌关节功能紊乱。例如，装戴一副义齿后，显示出垂直距离过高，上下牙咬合时，唇不能闭拢。此时可出现颞颌关节的裸突位置前移，关节盘随之前移，肌肉紧张度增加。若垂直距离过低则裸突后移，可压迫髁突后软组织而引起关节区疼痛。因此上下牙的咬合关系发生改变，髁突在关节凹内的位置随之而变。髁突的后移、前移、上移或下移都是可能的，但都是不正常的。无论关节向何方移位，关节各部的关系都改变了，有的组织受压、有的组织被牵拉，有的紧张、有的松弛。日久关节结构紊乱，进而关节组织发生变化，功能也就不可能再维持正常了。

因此，义齿的咬合关系、功能活动与颞颌关节息息相关。

● 什么是义齿的创伤性咬合？

义齿在行使功能性运动时，由于某一牙尖或某一高点的阻碍，干扰了下颌在保持牙接触的情况下所进行的平滑、协调的各项运动，而迫使下颌发生偏斜运动和非功能性运动，造成的自然牙松动、颞颌关节紊乱等，称作义齿的创伤性咬合。例如，下颌第一磨牙早失，对颌磨牙伸长，当修复时未修整伸长牙而使修复体曲线过大，𬌗的形态和功能不良。当侧方运动时工作侧失去接触，出现非工作侧𬌗干扰，伸长牙早接触受力过大，使牙体受到创伤、牙周组织遭到破坏，久之牙松动。后牙排列的曲线过大，前伸时伸长后牙可能早接触，也会形成创伤性咬合。因此，为避免义齿的创伤性咬合，应在制作前对余留牙的过高尖、伸长牙进行调改。在义齿装戴后应注意对义齿的早接触、过高点进行调改。特别要注意在功能运动中调改过高点，使下颌能平滑、协调地进行各项运动。

● 你了解镶牙材料的进展吗？

目前镶牙材料的发展趋势主要表现为铁及钛合金的开发，生物陶瓷的应用，磁体固位系统、铸造玻璃陶瓷的应用及研究，粘接材料和粘接技术的应用。

（1）理想的种植牙材料：应该同时具有良好的生物相容性、高效的骨诱导性、较高的机械强度等特性。目前试用于临床的有以下几种：①钛。机械强度、稳定性、生物相容性较佳，对成骨细胞的增殖、分化无直接的诱导作用。②羟基磷灰石等生物陶瓷材料。虽具有较好的生物相容性和较强的骨引导能力，但缺少必要的机械强度。③骨形成蛋白等骨生长因子。虽能有效地促进骨细胞分化，提高其活性、促进骨的形成，但不能单独提供有利于骨形成的支架，难以支持修复体。

（2）如何使骨形成蛋白等骨生长因子与生物陶瓷和金属钛等材料较完美地结合起来应用，是当今口腔医学正在研究的课题。例如，目前应用于临床的羟基磷灰石钛芯人工牙种植体，在喷涂过程中可部分地破坏羟基磷灰石晶体。故改进喷涂技术，生产出纯晶体结构的羟基磷灰石涂层，是生物材料学研究的发展方向，因而未来在种植材料方面的研究趋势，应该是多种生物材料的复合应用。

（3）钛和钛合金的应用。目前制作的义齿支架多为钴铬合金，钴多为进口。因此以钛代替钴可大大降低义齿的成本。钛和钛合金唯一难以普及的问题是热加工困难。钛的热加工，如铸造、烤瓷、焊接、表面热处理等，必须在真空或氢气保护的情况下进行，必须选用与钛反应性很小的包埋材料。钛很容易氧化，即使是与耐火材料在真空中高温接触，仍能发生氧化。因此，钛的普及应用亦是发展方向。

（4）开发专用于钛修复体的烤瓷粉，要求热膨胀系数低，熔点不能超过 800 摄氏度。

（5）羟基磷灰石-生物陶瓷的应用。当牙槽骨吸收、颌骨萎缩时，在解剖形态上和周围组织结构关系发生了显著变化，使义齿固位差、缺乏稳定性、接触面积明显减少，不能承受组织压力，咀嚼效能低下。羟基磷灰石植入牙槽骨用于牙槽嵴的重建。

（6）粘接材料和粘接技术的进展。各种粘接界面的研究，各种新型高分子粘接材料的临床应用，使口腔修复治疗能进入一个新的阶段。

● 为什么有的病人全口义齿下牙较上牙松？

在初戴全口义齿的病人中，常有下牙较上牙松的反映。我们知道全口义齿没有固位装置，而是由于附着力、内聚力、大气压力等物理作用，神经肌肉控制的生理学的因素及机械作用等因素的支持。因此，它很大程度依靠着病人自身的口腔条件和对义齿的逐步适应。下颌义齿的固位作用不如上颌义齿好，其原因是下颌骨活动而上颌骨不动。下颌骨内有舌头、外有肌肉，在说话、吞咽、吃饭时，下颌骨、舌、肌肉频繁活动。若活动度过大可带动义齿活动并使之松脱。因此初戴者应注意使下颌运动的幅度小些，如口张小些、吃饭慢些、吃软食。学会控制下颌、舌、肌肉的运动范围限度，逐渐形成习惯。另外，下颌牙托的覆盖面积较上颌义齿小，这也是下牙易松的原因之一。下颌骨吸收低平的病人，固位条件就更差了。应用骨内种植增加固位装置来解决全口义齿下牙易松的问题，是治疗的手段之一。因此牙科医生对初戴全口义齿的病人应做解释工作，使病人树立信心和耐心。一般坚持戴用 1 个月～2 个月就习惯了，下颌义齿也不会感到那么松了。

天天爱牙日 健康一百年

牙折裂是一种多发病，多发生在成年人的后牙，原因有：龋病或牙做治疗后的死髓牙、牙磨损不均、有高陡牙尖等，致使牙体的自身强度下降，在较大拾力的作用下出现牙体折裂。

后牙折裂常分为3类：①隐裂型。牙表面有细小而不易发现的裂纹，常常从补牙材料处延伸至正常牙体组织，可出现牙本质过敏症状，隐裂线累及牙髓还可能有牙髓炎症状。②牙尖斜折型。表现为1个或2个牙尖折裂，可深达牙髓腔，折断部分有明显松动，病人有咀嚼痛，有冷热敏感以及牙髓炎症状，如果未伤及牙髓，也可没有疼痛症状。③纵折型。折裂线从牙中央通过，延伸至根部，出现冠根联合折裂。病人疼痛明显，还可以有牙周疾病。折裂牙片松动度往往不如斜折型明显。

折裂牙的修复治疗措施如下：

（1）若折裂牙的两牙片均松动，或有明显牙周感染，合并根折、冠折等应拔除。若牙尖斜形折断，一半明显松动，另一半较牢固，可将松动的断片拔除，然后做根管治疗，再用全冠恢复牙冠形态。

（2）当牙尖斜折缺损，未伤及牙髓，无自觉症状时，可暂不处理，只需磨改牙折断面锐利的边缘即可。如果因牙折影响咀嚼功能，也可用全冠修复。

（3）若患牙发生隐裂，裂纹较浅，无不适感，牙髓活力正常者可进行适当的调拾，去除过陡牙尖，以免咬合运动中的牙尖撞击使裂纹加深而牙折。当隐裂较深，为纵折型牙折，牙折片基本不松动时，可用0.9％氯化钠（生理盐水）加压冲洗裂缝，清除裂缝内的充填物和残渣，然后将断片复位、固定，再行牙髓治疗，全冠修复。

采用全冠修复是对折裂牙的保护性措施，患牙在经过适当的处理后，即可进行修复。在切磨牙体组织或试戴牙套过程中，患牙必须在可靠的固定状态下进行，如果牙体预备时结扎丝松脱或断开，则必须重新结扎，在粘固前才能去除结扎丝。

● 牙根打桩是怎么回事？

在治疗后的牙根管内插入金属桩，再于桩上制作牙套，这种修复体称为桩冠。随着牙科治疗技术的进展，它的应用范围在不断扩大。以前桩冠多用于前牙，现在后牙桩冠的制作也很广泛。使用桩冠对残留牙根、牙冠的保留很有意义。它美观、舒适、稳固，是一种较理想的修复体。

桩冠适用于牙冠大面积缺损、无法充填者，牙冠折断成残冠残根状，前牙畸形、错位、扭转矫正困难者，做固定义齿的固位体。患牙必须经过完善的根管治疗，并观察两周后确定根尖无炎症，根端骨质正常，牙没有疼痛及松动现象，才能开始制作桩冠。

首先将患牙磨改成一定形状，通过X线摄影检查了解牙根的长度、外形。然后，参照根管充填的情况来制备安插桩钉的根管。常用桩钉有两种，一种是成品不锈钢桩钉，以前用得多，目前有铸造条件的大多使用铸造桩核，它与根管

天天爱牙日 健康一百年

密合，可根据牙位置的具体要求而制作。将铸造桩核或成品桩钉粘固于根管内，暴露在根管外的部分装上牙套。根据牙部位的不同，选择不同材料的桩冠，通常前牙选择烤瓷冠，后牙选择烤瓷或金属材料。烤瓷桩冠色泽美观、形态逼真、耐磨损、抗折力强，深受病人喜爱，但它制作要求高，价格较昂贵。金属桩冠主要用于后牙，适用于牙根粗大、牙周健康的患牙。但后牙根管多，制作桩钉技术要求高。后牙桩冠能有效地利用自然牙，恢复咀嚼功能好，是一种理想的修复体。

● 什么是烤瓷牙套？

烤瓷牙套的学名称为烤瓷熔附金属全冠。它采用合金制作金属内层牙套，再在其表面覆盖瓷性材料，于真空烤瓷炉中烧结熔附而成。烤瓷牙套对材料的性能有一定要求，尤其是金属与瓷的匹配很重要，若两者结合不好，会造成瓷层破裂或脱落，因此金属与瓷应具有良好的生物相容性、牢固的结合力、适当的机械强度和硬度、相接近的热膨胀系数等。这种牙套兼有金属材料的牢固性和瓷性材料的美观，它能恢复牙的形态和功能，硬度较高、耐磨性强、表面光滑、不会变形，可根据口腔内相邻牙的颜色而配色，外形逼真，是一种较理想的修复体，目前在我国应用较广泛。

烤瓷牙套适用于牙变色、牙折断、牙冠缺损等病人的修复，通常患牙须经过相应的牙髓治疗后方可进行镶复牙套。如果少数牙缺失，可在缺失牙两侧的自然牙上装戴牙套，并与缺牙部位的义齿连为一体制作整体铸造烤瓷固定桥。烤瓷牙套的制作技术要求高，工艺较复杂，病人需就诊数次才能完成。

● 什么是锤造金属牙套？

锤造金属牙套是一种较古老的修复体。它采用传统的锤打冲压工艺将合金片制成壳状，称为锤造冠，又叫壳冠。目前锤造冠是用镍铬合金半成品冠套制作的。

锤造牙套能将整个牙冠覆盖，对牙保护作用好、有一定的强度、制作工艺较简单、牙切磨少、价格低廉，是用于保护后牙的一种较好的修复体。

通常在下列情况下可考虑镶复锤造冠：①后牙龋坏，经治疗后充填物较大，易脱落；②后牙隐裂，易牙折；③后牙牙尖部分缺损或牙间缝隙食物嵌塞者；④作为固定义齿基牙牙套。

凡需做牙套的患牙如果伴有牙髓炎、牙周炎、尖周感染、口腔炎症等疾病，应在修复前做相应治疗后再修复。制作牙套时，需将患牙的牙体组织切磨成一定的形态以提供良好的固位形和抗力形，其目的是为了制成一个牢固、耐久、舒适的修复体。然后在技术室内完成锤造冠的制作工艺。将制作好的牙套给病人装戴，要求牙套边缘与牙密合、长短合适、外形正确、无皱褶、无裂纹，磨光后粘固于患牙上。

在修复中应注意：若病人年老体弱伴有慢性全身性疾病无法耐受治疗过程中的操作，修复前应做相应的支持治疗。对有精神疾病、心理严重障碍者在进行牙套修复前要仔细评价精神心理状况，如果不能配合治疗应暂缓修复。

天天爱牙日 健康一百年

● 什么是铸造金属牙套？

铸造全冠是用牙科合金材料铸造而成的全冠。随着材料学、工艺学的发展，铸造全冠的应用越来越广泛。它通常以金合金、镍铬合金、钴铬合金、银合金等材料铸造而成，从审美的观点考虑前牙应避免金属的暴露，因此铸造冠多用于后牙。

铸造金属全冠覆盖整个牙冠表面，它与牙冠的接触面积大、稳定性好，对牙起保护作用。牙套的外形及厚度可根据牙体缺损、咬殆情况、相邻牙的接触关系加以调整。如果患牙形态欠佳，牙套易脱落，可以在患牙表面磨出钉、道、沟、洞等固位形态，使铸造牙套的相应部位嵌入钉、道、沟、洞等装置内，通过粘固，使其牢牢固定在患牙上。

铸造牙套的最大特点是使牙冠缺损部位得以恢复，恢复牙的正常形态和功能。对于后牙的各种牙体缺损，咬殆低，相邻牙间隙大，接触关系不良，牙冠短小，错位牙改形等宜用铸造全冠修复。铸造全冠切磨牙体组织较多，牙的外形突度要磨改，这样可使牙套的外形与自然牙相协调，有助于美观和功能。患牙切磨合适后，取印模。翻制石膏工作模型，将患牙及其位置关系转移至模型上，在模型上制作蜡型，然后用耐高温包埋材料包埋经烘烤除蜡，并焙烧到一定温度进行铸造，铸造完成的牙套表面经高度磨光、抛光，直至平滑光亮才能固定在患牙上。戴入牙套后，病人应感到舒适、无异物感，功能恢复好。

● 什么是铸造陶瓷牙套？

铸造陶瓷牙套是 20 世纪 80 年代新出现的一种修复形式，它是用新型的玻璃陶瓷材料通过离心铸造制成的。其色泽类似象牙色或玉，可根据需要配色，自然美观。它具有较高的强度。其硬度接近于釉质，对咖啡、茶、烟、口红等有较强的抗染色力，是一种较理想的牙科修复材料。铸造陶瓷冠可用于制作前牙、后牙的牙套。前牙缺损、折断、充填物过大、变色牙、四环素牙、氟斑牙、错位、扭转不宜正畸者，均可制作。

陶瓷牙套与金属烤瓷牙套相比有其优点，烤瓷牙套的金属内冠边缘与牙龈接触，其生物相容性就没有陶瓷材料理想，陶瓷的边缘密合性能更佳，有较好的美学效果，它是近年来牙科领域的一个重要发展。但铸造陶瓷修复技术的工艺较复杂，设备材料较昂贵，目前还没有全面地推广应用。

● 什么是前牙贴面术？

有些病人常因门牙颜色灰暗、变色或牙冠畸形影响美观而就诊，经医生检查发现，患牙多数是由于釉质发育不良、四环素着色、氟斑牙而引起的。牙发育畸形可使牙冠形态不规则。牙过小或牙排列稀疏使前牙间隙过大。针对这些病人，在保存活髓、少磨牙或不磨牙的情况下，采用粘接法将修复材料直接或间接覆盖牙面，以恢复牙体正常形态和改善其色泽，使病人获得美观、自然整齐的前牙。

目前较普遍采用的是光固化复合树脂贴面和瓷贴面。树

天天爱牙日 健康一百年

脂贴面时，为提高牙与树脂的黏结强度，首先将牙面进行特殊处理，才能满足临床黏结修复的要求。通常用酸处理剂酸蚀牙面，使表面清洁和粗糙化，从而增加釉质的黏结力；然后用水彻底冲洗，把酸液和碎屑清除干净；再干燥牙面，涂遮色剂于着色的牙面，若变色较深时可再涂一层遮色剂。根据需要选配颜色合适的复合树脂，覆盖于牙表面，雕塑修整外形，光照直至材料固化，最后抛光，涂上光剂。这时展现在病人眼前的是色泽自然、外形美观的前牙。

光固化树脂贴面是直接在病人口腔内进行的，制作方便。用瓷性材料贴面则需在口腔外加工处理，它根据病人口腔模型及选择的色型制作瓷贴面，然后用黏结材料将贴面粘于牙表面。这种瓷贴面具有良好的组织相容性、颜色稳定、色泽如自然牙、耐磨性好，但制作复杂、牙体组织需切磨、成本较昂贵。

如果没有上述设备条件用塑料牙贴面亦可，其主要优点是设备简单、制作简便、成本较低，但配色可选性小、耐磨性能差。制作时将塑料牙面磨薄，牙表面酸蚀处理，用复合树脂将塑料牙面贴于牙表面，经抛光即完成。

● 镶固定义齿后易出现哪些问题？

如果牙套和固定义齿（固定桥）设计科学、制作合理、病人使用配合，一般不会发生问题。反之，若违背了修复原则和质量要求，就会出现一些问题，轻者需进行适当处理，严重者则需拆除重做。常见的问题有：

（1）牙痛。牙套粘固后，患牙发生疼痛，多为活髓牙过敏性牙痛。牙体经切磨后，牙本质暴露，遇粘固剂中游离酸或冷刺激，从而引起患牙短时间内疼痛。待粘固剂充分凝固后，疼痛一般可自行消失。牙套使用一段时间之后出现疼痛的主要原因是牙继续龋坏引起牙髓炎；镶牙套前牙髓治疗不完善，未完全控制炎症，牙套边缘不密合粘固剂溶解，牙本质暴露引起激发性疼痛；或咬合创伤引起创伤性牙周炎。发生上述情况时，有牙髓炎症状者一般将牙套拆除重新治疗。咬合创伤应仔细调磨，并进行 X 线摄影检查。确诊病因后做出相应处理。金属牙套与对殆牙的异种金属修复体或银汞合金充填物之间往往会产生微电流，对一部分敏感的病人可产生瞬间发作的疼痛，遇此情况应拆除牙套。

（2）塞牙。有的病人装了牙套后吃东西有塞牙现象。嵌入的食物直接压迫牙龈，胀痛不适，食物滞留发酵、腐败发生口臭，分解产物的刺激可引起牙龈炎、龋病和牙周炎。塞牙多为牙套与相邻牙之间有缝隙、接触不良造成的。这种情况下牙套应拆除重做。有时刚装牙套时正常，使用一段时间后出现塞牙。这时检查一下口腔往往会发现有缺失的牙，而牙套正位于缺隙旁的患牙上，由于缺失牙久未修复，致使相邻牙移位而产生塞牙。

（3）牙套松动、脱落。一旦遇牙套松动，应尽早取下分析原因再做处理。但有的病人喜欢凑合着用，直等到无法使用才就诊。这时检查可见牙龈充血、水肿、易出血，牙冠破坏甚至不能挽救而拔除。牙套松动常见于原牙冠较短或牙切磨聚合角过大、固位不好，其次粘固时牙套清洁干燥不够，再者就是病人使用不当，尤其用前牙咬过硬食物，牙殆过大所致。牙套松动或脱落后应对症处理。若为设计、制作原因应重做，若为粘固失败应重新做常规粘固，若是使用问题应向病人说明正确保护义齿的方法。

● 断牙能再接吗？

当门牙外伤折断时，采用粘接技术将自体牙折断部分重新再接即称为断牙再接，又叫做接冠术。断牙再接后，可保持自然牙的形态、颜色及基本功能。因此，劝君莫把折断的自体牙扔掉。

前牙外伤折断可由于受力方向、部位及重力的大小不同，其折断的部位、形式不一样，修复方法也不一样。当病人就诊时，医生首先要检查患牙折断的部位，牙髓是否暴露。如果门牙折断一小部分，未伤及牙髓，X线摄影检查显示根端完好，无折裂或脱位，牙基本稳固，可用粘接方法直接再接断牙。在粘接之前，先清洁牙断面，并进行酸蚀处理，用水冲洗、干燥，于断面涂粘合剂，对准位置加压粘接，用光照固化。为加强粘接牢固性，往往在断面采用金属丝支架加固。

如果门牙冠折断面积较大、牙髓暴露，但根部完好、牙不松动，应首先在局部麻醉下进行牙髓治疗，即根管治疗。治疗后，在牙断面打两根螺纹钉，然后将断冠复位，再取下备用。断面经粘接前的处理后，涂粘接剂，用树脂充填牙髓腔，将断面对准粘接，光照固化。亦可在断面粘接后，将牙表面磨去一薄层，用贴面材料覆盖，修整外形、磨光，这时患牙的外形颜色与相邻牙协调。

当遇到门牙牙冠于牙龈部位折断时，断冠完整无裂纹，根部稳无折裂，也可进行接冠术。首先对断面进行清理，然后常规进行根管治疗，充填应密合。如果断面在牙龈下，先将覆盖的龈组织切除，充分暴露断面。上述治疗完成后，再行接冠。选用成品或自制铸造桩钉，插入制备后的根管内，将断冠调磨试接，直至复位，再取下备用。将桩钉粘固于根管内，断面进行粘接术前常规处理后，于断面涂粘接剂及树脂材料，把断冠按位置完全复位，去除多余材料，光照固化。粘接完成后，适当调改咬𬌗，减轻患牙𬌗力。

● 什么是口腔粘接技术？

由于新型医用高分子材料及粘接剂、偶联剂的开发应用，使口腔粘接技术从 20 世纪 70 年代就获得了迅速发展，为口腔修复开创了一系列新疗法。这些新疗法具有操作方法简单、牙体切磨少、制作速度快等特点，并且修复体美观舒适。在应用粘接技术时，首先要对被粘接的牙、塑料、金属、陶瓷表面进行特殊处理，以提高粘接强度。不同的被粘物质采用不同的处理方法，对牙粘接面需采用酸处理剂进行酸蚀，以清洁牙面上的无机和有机污垢，使釉质脱钙形成无数小的孔隙，呈凹凸不平的粗糙面，从而增加釉质表面积，粘接树脂可渗入孔隙中，交嵌成网，产生机械嵌合力。釉质经酸蚀后脱钙是否易导致龋病？有实验证明，釉质酸蚀后，即有粘蛋白覆盖，唾液中矿物盐逐渐沉积，使釉质逐渐再矿化。一般 1 周～3 周釉质的光泽度可恢复。牙经酸处理后，表面涂粘接剂或偶联剂，用树脂直接修复牙外形或用树脂材

天天爱牙口 健康一百年

料将处理过的塑料、金属或陶瓷修复体粘于牙上。这就是酸蚀－树脂口腔粘接技术。

目前这项技术除用于牙的直接粘接修复外，还用于粘接塑料、金属陶瓷等材料；用于牙体缺损和畸形牙修复，断牙再接，着色、变色牙的遮色，小间隙的修复，牙周病松牙固定等方面。

● 什么是粘接固定义齿？

粘接固定义齿又称粘结桥，是一种较新的修复技术。它是采用粘接方法将义齿粘固于自然牙上，病人不能自由取戴。粘结桥与常规固定义齿不同之处在于：①自然牙可不磨或少磨；②粘结桥主要靠粘结材料将修复体粘固于自然牙上；③前牙粘结桥没有金属显露，比较美观；④后牙粘结桥有金属支架翼板粘接在自然牙上，而获得固位；⑤自然牙和义齿的粘结面均需进行特殊处理，并在特定的条件下进行粘接。这种修复体适宜修复个别少数牙缺失。

戴用粘结桥的病人应定期复查，一旦发现问题可及时处理。常见的问题有：

（1）被粘固的自然牙对冷热过敏。这种情况多发生在牙龈退缩、牙颈暴露的病人，由于牙在酸蚀时酸液沉浸牙颈部所致。因此，一旦发生过敏，应请医生给予脱敏治疗。若不处理，2周～1个月症状亦可自行消失。

（2）牙龈炎。多为粘结剂覆盖于牙龈或义齿底部压迫牙龈，再就是义齿与牙龈组织接触不好，嵌塞食物所致。前者去除覆盖于牙龈上的多余复合树脂即可解决，后者应予重做。

（3）粘结桥脱落。主要原因为被粘结面处理未达要求，修复体固位型设计欠佳，病人咬过硬食物，导致粘结桥脱落。一旦发生这种情况，多数应予重做。

● 孩子能镶牙吗？

如果孩子口腔里的牙因外伤或龋牙被拔掉了，邻牙就会倾斜移位而使间隙丧失。这种情况若发生在乳恒牙替牙期，恒牙因间隙不够而错位，造成牙列拥挤、牙排列不齐，这样会影响孩子的口颌系统的健康发育及功能和美观。所以，应该考虑给孩子戴上活动义齿或缺隙保持器。

孩子的颌骨发育速度较快，形态变化也大，要求镶的义齿不能影响颌骨发育。若戴用活动义齿应定期去医院做调整或更换，使之符合孩子口腔的生理情况与发育功能的要求。

在戴用义齿或缺隙保持器期间要求患儿合作，保持口腔清洁，防止基牙龋坏。若不坚持戴用，则不能有效地防止邻牙移位、保持间隙。一般到18岁，颌骨发育及牙位置相对稳定时重新更换义齿，可以使用较长时间。

当遇到孩子恒前牙折断时，请不要轻易拔除，应及时到医院请医生诊断。若能保留，则先进行根管治疗，然后套上暂时牙套，以保持间隙、满足美观需要，待18岁后再做永久修复。

● 哪种塑料适合假牙？

塑料品种上万，其性能及用途各不相同。制作义齿基托

天天爱牙日 健康一百年

的材料是甲基丙烯酸甲酯，这是一种人工合成的高分子化合物，这类化合物是由许多小而简单的化学单位以共价键结合而成的聚合物，至今仍是一种使用普遍的基托材料。

甲基丙烯酸甲酯由液体和粉末组成，在使用时两者按比例调和均匀，于可塑期时，水与粉基本结合呈简单的颗粒状聚合体，可随意塑成任何形状，此时在常温下将塑料填塞于有石膏模型的型盒内，加压固定进行热处理，完成聚合反应使义齿基托成型。

制成义齿后的塑料基托不溶于一般的酸碱类。但塑料的热变形温度相当低，只有94摄氏度，因此义齿切忌在过热的水中浸泡清洗。

上述介绍的是热塑性聚合物，即需热处理方可聚合的塑料。还有一种塑料是在室温条件下化学固化的塑料，称为自凝塑料。这类塑料仅适用于义齿基托的修补、义齿的衬垫、暂时性牙套等。它可在室温下快速成型，较热固化型操作简便。使用时将粉液调拌均匀，接近可塑状时即可使用。由于聚合较快，操作要迅速。自凝塑料在聚合反应过程中可伴随反应热的产生，直接在口腔内操作，病人往往感到有辛辣感，但大多数病人均可承受。在面积较大的义齿衬垫时，最好先涂油脂于黏膜相应部位，以减少黏膜灼伤，起保护作用。另外，自凝义齿在使用一段时间后会有不同程度的变色，因此自凝塑料不能作为永久性义齿的制作材料。

● 常用的做义齿的金属材料有哪些？

金属材料在制作义齿方面的应用很广泛，已成为镶牙用的基本材料之一。

常用的制作义齿用的金属材料有：

（1）钴铬合金：为高熔合金，其化学性能稳定，表面经高度磨光，在口腔内不会起化学变化。它具有较强的抗腐蚀性，强度较高，有一定弹性，硬度超过釉质，需用特殊的设备打磨、抛光，主要应用于铸造义齿支架。

（2）镍铬合金：属高熔合金，化学性能稳定，有一定的机械强度和良好塑性，加工性能好，合金韧性较大。适宜铸造固定义齿、人造冠或活动义齿支架。

（3）金合金：是以金为主要成分的合金，化学稳定性好、韧性强、延展性好、收缩小、抗腐性强，是一种较理想的铸造合金，主要用于制作固定义齿。由于价格昂贵，应用范围受到限制。

（4）不锈钢丝：是镍铬不锈钢的锻制品，坚硬而富有弹性，化学性能稳定，抗腐蚀性能较好，在口腔唾液中其光泽及颜色均保持不变，主要用于活动义齿卡环、正畸弓丝的制作。

（5）钛及钛合金：无毒、无害，具有较强的抗腐蚀性能，化学活性较高，有适宜的力学性能。作为种植材料与机体组织有良好的生物相容性。此外还有超塑性、超弹性和形状记忆作用。目前主要用于制作种植体及义齿铸造支架、冠桥，还用于制作矫正牙畸形的弓丝口。

● 为什么会有食后塞牙现象？

吃东西后塞牙是很恼人的，许多人只是用牙签清除食物

天天爱牙日 健康一百年

而已，并未想到这是一种常见的口腔疾病，在医学上称为牙间食物嵌塞。

一旦发生食物嵌食，病人可能有局部胀痛不适感，嵌入或滞留的食物可以直接压迫牙龈引起疼痛、牙龈萎缩。食物发酵腐败，发生口臭，分解产物和细菌代谢产物的刺激可引起牙龈炎，出现疼痛、龋病。此外还可使正常的牙周组织结构遭到破坏，产生一系列牙周病的症状。

牙间食物嵌塞多发生于后牙，上下颌均可发生。有的是多数牙受累呈广泛性的食物嵌塞，有的则是少数牙间存在食物嵌塞，绝大多数病人属于后者。

发生食物嵌塞的主要病因有：①后牙龋坏，造成牙体硬组织缺损。②补牙时两相邻牙的邻接关系未恢复好。③制作牙套或固定义齿时，与相邻牙之间留有缝隙。④牙位不正，牙拥挤错位。⑤牙周萎缩，龈乳头间隙暴露，咀嚼时食物便会被颊和舌运动从侧面挤入牙间隙。⑥牙磨损不均造成牙尖高低参差不齐，吃东西时便会将食物挤入对侧两牙之间。⑦牙缺失久未修复，相邻牙向缺牙间隙倾倒移位而失去正常的接触关系。⑧牙𬌗畸形及口颌系统的某些疾病引起各牙之间出现间隙，造成广泛的食物嵌塞。

● 食物嵌塞怎么办？

牙间食物嵌塞是口腔常见病之一。经常发生食物嵌塞的最简单处理就是用牙签或牙线及时清除嵌塞的食物，以防食物滞留发酵、腐败，细菌乘虚而入，引起牙龈炎、牙周炎等。如有条件最好到医院就诊请大夫仔细查一查食物嵌塞的原因，根据具体情况给予相应处理。

食物嵌塞多为两相邻牙之间有缝隙，食物从牙咬𬌗面塞入。有少数病例是由于相邻牙牙颈部之间有间隙，吃东西时食物便会被颊和舌的运动从侧面挤入空隙。有人做过研究，当牙间间隙为 0.1 毫米～0.15 毫米时，最容易产生食物嵌塞，而牙间间隙在 0.75 毫米以上时则很少产生食物嵌塞。牙缝越细小，食物越易塞入并堆积，产生挤压胀痛等症状；而牙缝越大，食物通过时自由进出不易滞留，清洁也方便。

临床上对于多数牙受累的广泛型食物嵌塞的治疗，首先考虑去除病因，查一查有无牙𬌗畸形和口颌系统的某些疾病，如果存在这些疾病应先做正畸治疗、𬌗调整，最后做局部处理，消除食物嵌塞。

遇有少数个别牙的食物嵌塞，其病因主要为局部因素，在针对病因做相应的处理后，会获得好的治疗效果。目前常用的治疗方法有：

（1）磨改调𬌗：是解决各类食物嵌塞的基础治疗，即对高陡、参差不齐、边缘锐利的牙进行磨改以调整咬𬌗。

（2）充填修补缺损：充填治疗牙的龋洞，用银合金或树脂重新充填相邻两牙的补牙缝隙。

（3）拔牙：对松动移位造成食物嵌塞的牙不能保存者应拔除。若第二、第三磨牙间出现食物嵌塞，第三磨牙存在错位、龋坏、松动、伸长或无对𬌗牙等情况下可考虑拔除第三磨牙。

（4）修复治疗：对不能用充填术治疗的食物嵌塞可采用嵌体、牙套等修复法进行治疗。若口腔内有牙缺失，可在镶

天天爱牙日 健康一百年

复义齿的同时，在义齿上添设防止食物嵌塞的附件，这样既修复了缺失牙又治疗了食物嵌塞。对于多个牙间的食物嵌塞而又不缺失牙者，可以制作专用的活动防嵌器。这种防嵌器由牙托、卡环、颌支托等构成，戴在口腔内既可防止食物嵌塞，又可固定松动牙、防止松牙移位，对重度牙磨耗者还可起颌垫作用。

● 什么是牙科精密铸造？

中国古代铸造技术就达到了相当高的工艺水平。随着现代科学技术的发展，设备材料的不断更新，适合人体口腔生理特点的牙科精密铸造术日益完善。

制作义齿用的铸造技术是熔模精密铸造，它的基本过程是先在模型上制作义齿的蜡型，再用耐高温材料包埋蜡型，然后烘烤除蜡，最后将液态合金通过一定的力量注入铸型腔内形成铸件。熔铸完成的铸件经喷砂、打磨、电解抛光后高度光亮、平滑。通常根据义齿的不同种类选择不同熔点，即低熔（300 摄氏度～500 摄氏度），中熔（500 摄氏度～1 100 摄氏度），高熔（1 100 摄氏度以上）的合金。

牙科精密铸造的特点：

（1）牙科铸件应符合人体口腔的生理特点，符合口腔力学要求。

（2）铸造金属无毒，对口腔组织无刺激，耐腐蚀性能好，化学性能稳定，铸造性能好。

（3）可整体铸造各种结构复杂的铸件，工艺精度要求高，程序较复杂。

（4）铸造金属的体积收缩对铸件的精度有影响，需利用包埋材料的膨胀来补偿。

（5）铸件必须一次浇铸成功，一旦失败则全部返工。

（6）义齿铸件近似工艺品，又要承受较大的咬合力，如果出现一个砂眼或气泡都会使义齿质量受到影响，从而降低义齿的使用寿命。

（7）铸造修复体体积小，厚薄适宜，强度较高，表面光亮，病人使用舒适，易接受。

● 什么叫磁体固位系统？

利用磁力增强义齿固位的研究已有几十年的历史。最初使用的磁体磁力小、体积大，不宜用于口腔。随着磁性材料性能的改进，用于增加义齿固位磁体的体积越来越小，磁体的应用范围也逐渐扩大。目前除应用于全口义齿、活动义齿、颌面赝复等修复外，已渗入到种植义齿的修复领域中。

磁体固位系统由一对异极磁体所组成。一极嵌入义齿内，称固位体；另一极则固定于牙根内，称为衔铁。当义齿戴入口腔内时，因磁体的吸力而使义齿就位，并产生固位力。

磁体固位系统的应用较广泛。尤其是全口义齿，采用永磁体－可磁化合金制作的固位系统，可大大增强下颌全口覆盖义齿的固位。保留下必须1个或2个牙根，经根管治疗后磨改平齐龈缘，用磁化合金制成钉帽、钉插入制备后的根管，粘固在根内，而磁性固位体埋在义齿基托相应的位置。当义齿戴入后，两者形成一闭路磁性固位系统，使义齿在口

天天爱牙日 健康一百年

腔内稳固而不脱落。该固位系统可明显改善义齿的固位，提高咀嚼效率，缩短初戴全口义齿病人的适应时间。据报道，一个磁体固位系统大约提供800克的固位力，单颌覆盖全口义齿通常使用2个磁体固位系统即可。若使用过多，会因过大固位力使义齿摘下困难。

近年来，磁性固位系统用于种植义齿修复中，使义齿获得了固位力和稳定性。将软磁合金顶盖粘固在种植体的颈部，在与其相应的义齿基托部位安放磁性固位体，使修复体依靠磁力得以固位。

另外，用磁体的吸力代替活动义齿的卡环固位，补偿了卡环对基牙造成的病理性影响，保护了基牙。

● 金属钛在牙科有何应用？

在口腔医学领域中，钛及钛合金的应用研究发展得十分迅速。具有生物金属材料之称的钛与其他金属材料相比显示出优越性，主要表现在：①与机体组织有良好的生物相容性，无毒、无害，具有较强的抗腐蚀能力；②适宜的力学性能；③具有超塑性、超弹性和形状记忆作用；④热膨胀系数小，耐热性能良好。

早在20世纪60年代就开始用纯钛制作牙种植体，目前金属类种植材料中应用最多的是钛及钛合金。钛本身是一种具有高度化学活性的金属，但其表面形成一层致密的氧化物保护膜，因而有较好的抗腐蚀性能。钛种植体植入体内，能诱导骨组织生长重建，与骨组织形成良好的骨结合，机体也不会将它视为异物而排斥，在组织中保持长期稳定而相安无事。

鉴于钛具有的超弹性、柔韧性及形状记忆特性，镍钛合金丝在正畸方面的应用也日益引人注目，因其优点是弓丝在形变过程中产生的矫治力保持恒定，不再随牙向矫治方向的移动而逐渐丧失。由于镍钛丝的特性可产生持久而温和的力，故病人就诊时间短、痛苦小，能较快地矫治扭转牙、平整牙弓。

20世纪90年代以后钛及钛合金的精密铸造有了很大进步。这种铸造工艺难度大，设备要求高。由于钛是非常活泼的金属元素，高温下反应性特别强，因此必须在真空和氮气保护下才能铸造。目前国产牙科专用铸钛机已问世，不久就会推广应用于临床。用金属钛制作的义齿基托质轻、壁薄、强度较高、生物相容性好，是一种理想的修复材料。

● 智齿与镶牙有关系吗？

智齿即第三磨牙，位于磨牙的最后方，在大部分人是存在的，尤以下颌为多见。智齿的萌出大多伴有位置和方向的异常，牙倾斜位占半数以上。有些牙冠表面有牙龈组织覆盖，容易滞留食物，若清洁不当易引起智齿冠周炎。智齿位置的异常往往引起咬合关系紊乱。下颌在正中前伸，侧抬运动时的咬𬌗干扰可导致颞颌关节疾病。因此许多医生对智齿存有偏见，在没有仔细检查和综合分析的情况下，只要发现智齿位置异常或有炎症，即使有保留的可能，对镶牙十分有利，往往也简单地将其拔除了，很少考虑到智齿与镶牙的关系。

天天爱牙日　健康一百年

修复学的观点认为，智齿作为基牙有利于义齿的固位和稳定。因此反对盲目拔除智齿，应尽量保留能利用的智齿，以便在修复中起重要作用。当第一磨牙、第二磨牙因龋病和牙周病等而拔除者，要尽可能对智齿进行保存治疗，必须考虑到将来的镶牙利用问题。若智齿伸长引起𬌗干扰，可经过牙髓治疗，磨改伸长智齿，经咬𬌗调整后消除𬌗干扰，亦可做义齿的基牙。长期保存智齿是非常重要的，就连患根尖周炎和冠周炎的智齿，只要经过有效的处理后，往往也是可以利用的。随着修复技术的发展，牙科新材料和设备的应用使保留智齿做基牙的修复引起了广泛重视。常用以智齿作为基牙的镶牙方法有：①智齿可作为活动义齿的基牙，即直接在位置正常的智齿上放置卡环，以起支持、稳定、固定义齿的作用；②在智齿上制作牙套成为固定义齿的基牙；③对倾斜的智齿通过磨改改形，并设计特殊的钉、针道等固位装置加强固位，而成为义齿的基牙。

● 什么情况下可做种植义齿？

随着口腔生物医学工程学的发展，对种植材料的研制和种植技术的探索，促进了种植义齿的应用。人们在牙缺失后，到医院就诊选择镶牙种类时，不再局限于活动义齿、固定义齿的范畴。有许多病人在咨询能否做种植义齿，那么我们首先应该了解种植义齿是怎么回事，哪些人可做种植义齿。

种植义齿就是把人工材料（金属、陶瓷等）制成的种植体经手术植入缺牙部位的牙槽骨内，使其一部分埋在牙床的骨头内起着人工牙根的作用；另一部分暴露在口腔内，类似桥基，在桥基桩上镶复义齿。根据具体病人的情况设计活动义齿或者固定义齿。由于种植义齿基板小或无基板，病人感到舒适。

通常情况下，少数牙缺失或者多数牙缺失均可做种植义齿。若个别牙缺失，缺牙区牙床骨质正常可直接种入种植体，于种植体上镶牙套，美观又舒适。若多数牙缺失，可在缺牙部位的中间位置种植基桩，以分担两端自然牙受的殆力。若为末端牙缺失，亦可植入种植体。若全口牙缺失，牙床吸收较多，可分散植入数根种植体，再在其上制作全口义齿，稳固效果可大大加强。但有下列情况不宜做种植义齿：①心脏病、血液病、糖尿病、高血压、肾病、代谢障碍等病人不宜施行；②牙排列错乱、咬殆过紧、夜磨牙症等病人若行种植义齿可造成种植体周围骨组织创伤而导致失败；③因牙周病而致失牙的病人，种植后牙槽骨可能会继续吸收引起种植体松动；④牙槽骨极度吸收，骨量少，不能支持种植体。一旦决定施行种植义齿术，术后应保持口腔卫生、定期复查，以便做必要的咬殆调改，从而保证种植义齿的正常使用。

● 如何进行种植义齿的维护？

种植义齿成功与否，与术后功能的维护、病人的配合密切相关。种植手术不可避免地会在种植体周围造成薄层骨损伤，而产生新生骨的修复过程需要一定的时间。因此，一般来说，种植体植入后 6 个月内，应当注意避免种植体承受负荷，切忌让种植义齿过早行使咀嚼功能，以免影响种植体与其周围组织产生直接结合，从而导致种植失败。这是保证种植成功的重要因素。

保持良好的口腔卫生，也是保证种植成功的重要条件。尤其对病人要做好宣传保健教育，认识到种植牙比自然牙对口腔卫生状况要求更高，自觉进行保洁工作。术后勤用药液（如氯己定液）漱口；每顿饭后用软毛刷清刷，动作应轻柔，有规律地依次进行，清刷的重要部位是种植体颈部及周围牙龈组织。每隔1周~2周，用菌斑染色指示剂检查一次菌斑附着情况，这需要病人对着镜子自己观察，清除菌斑对局部牙龈组织健康大有好处。

在镶上义齿后，不宜咀嚼过硬食物，承受𬌗力要均匀。因种植体不像自然牙根外包裹一层牙周膜，可起传递、缓冲应力的保护作用。若受𬌗力过大，种植义齿戴用期间，病人应按医嘱做定期复查，让医生检查义齿行使功能的情况。还要拍摄牙片观察颌骨的高度、密度，植入体与周围骨组织间界面的变化等情况。

● 牙科常用的种植材料有哪些？

材料学的发展对口腔种植学的进步起了推动作用。由于种植材料长时间埋入机体组织中，与体液广泛密切接触，因此对选用材料的生物学性能和理化性能都有很高要求。目前，应用较多的种植材料大致有以下几类：

（1）金属类，其优点是机械性能良好，较易保证种植体的黏度和强度。但与骨组织在弹性模量方面差异较大，容易在界面上形成应力集中。目前应用最多的是钛及钛合金。

（2）陶瓷类，具有很好的生物相容性和稳定的化学性能。它们与骨组织的弹性模量较接近，可避免界面形成过大应力。其缺点是机械强度尚不足。临床应用较多的是生物玻璃陶瓷、羟基磷灰石。

（3）高分子类，如丙烯酸酯类、聚四氟乙烯类等。由于在体液环境中易发生降解，导致物理性能下降并刺激生物体，目前对其长期种植效果尚存争议。

（4）碳素类，具有良好的生物相容性和物理化学性能。它的主要缺点是颜色不美观，脆性大。

（5）复合材料，对现有的种植材料做表面处理可有效地提高其性能。例如，通过涂层工艺可在种植体表面形成有利的结构，以提高其生物性能和理化性能。目前以机械强度高的金属材料作核，在其表面涂布生物相容性好的材料，可使制成的种植体兼有两者的优良性能，被称为"复合材料种植体"。

● 什么是计算机辅助设计与义齿制作？

计算机辅助设计与制作技术简称 CADICAM，是将光电技术、微机信息处理及自控机械加工技术用于制作义齿的一门口腔修复新工艺。该方法用微型摄像头，摄取制备后的牙体立体图像，通过输入电脑以数据处理，辅以人工修改设计，最后由电脑直接相连的切磨系统，将预成的原材料——瓷块或金属切削成牙套、嵌体、贴面等修复体形状，然后临床直接粘接，从而完成一个修复过程。

天天爱牙日　健康一百年

这项技术的特点有：

（1）它减少了制作义齿的繁琐工艺过程，减轻了劳动强度，节约了时间。

（2）它可在短时间内为病人提供优良的修复体，病人只需一次就诊即可完成修复。

（3）自动化程度高，除切割制备牙体组织外，义齿制作过程基本实现自动化。

（4）义齿外形精确，与牙体高度密合。设计过程自动进行，可在屏幕上对设计进行人工修改。

● 口腔医学美学在修复方面有何应用？

口腔医学美学是现代口腔医学领域中一门新兴的边缘学科。而口腔修复技术在这门边缘学科中占有重要的位置。一件精良的修复体最能体现出一个人的颜面美。

人的容颜美在一定程度上取决于面容，而面容与牙的健美密切相关。牙排列整齐与面型比例相称，洁白似玉的牙有天然美感。相反满口黄牙（氟斑牙）、黑褐色牙（四环素变色牙）、牙折断、牙错位，就给人一种美中不足之感，病人也不愿启唇露病齿；尤其是多数牙缺失，造成面容的改变，更是给病人增添了心理上的烦恼和负担。因此口腔修复是在医学理论指导下，工艺性很强的一项医疗技术。良好的修复体既要符合解剖、生理原则和生物力学原则，能发挥咀嚼、发音等功能，又是一件精美的工艺品。它应具有观赏价值，能使观者产生美感，给人以美的享受。病人愿意配戴，而且戴上合适好用。尤其全口义齿，能体现出美学中的一些基本原则和法则，如线条、形体、色彩等。工艺流程基本上是按照美的规律来进行艺术造型的。

前牙位于口裂处，启唇即现。修复体前牙排列的位置不同，其美学价值也不尽相同，这取决于它们距离口唇视觉中心的远近，说话或微笑时显露唇面的多少，对口角的衬托作用等因素。另外，前牙牙型的选择与人的面型及性别应相协调。人的面型多种多样，通常分为三大类：方圆形、卵圆形、尖圆形。前牙的形态也应按面型来选择。

从性别特征上看，男子的主要特征是刚性，女性则为柔性。因此性别在前牙上的视觉特点可在牙的轮廓线上表现出来。女性人工牙呈卵圆形，近中切角宜圆钝，两线相交呈曲线性"流动"；唇面突度圆缓，外形高点处忌呈棱角，应有线曲角圆的特点。男性选用丰隆大的人工牙，近中切角宜尖钝些，应有线直角锐、刚劲有力的特点。

目前有不少病人不再满足于传统的千篇一律的审美格局，而追求个性的显露，如要求有意识地将人工牙排列成不对称状态，或将个别牙呈轻度重叠、扭转、移位等以展示"逼真"，体现"个性"。当今的医师们正将美学的基本原理、基本知识运用于临床，指导医疗实践，提高技艺水平，以达到更高质量的，既符合生理生物学要求，又符合美的规律的治疗效果。

天天爱牙日 健康一百年

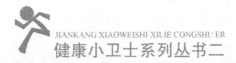

健康小卫士系列丛书二

JIANKANG XIAOWEISHI XILIE CONGSHU ER

天天爱牙日　健康一百年

口腔正畸知识篇

● 什么是错𬌗畸形？

人在生长发育过程中，由于各种原因而引起的牙排列不齐、上下牙弓关系错位、上下颌骨位置或大小异常及牙颌与面颅关系不协调等畸形，称为错𬌗，又称牙颌畸形。错𬌗畸形不仅影响美观、颜面发育和口颌功能，而且易发生龋病、牙周病和颞颌关节病，以至于影响心身健康。研究错𬌗畸形的学科是口腔医学的一门专科，称为口腔正畸学。

上下牙咬合在一起，其静止状态时的接触关系称为𬌗。常用于反映上下牙之间的位置关系，如中性𬌗、远中𬌗和近中𬌗关系。

● 哪些因素可能导致错𬌗畸形？

导致错𬌗畸形的因素主要有两类：遗传因素和获得因素。

（1）遗传因素：来源于种族演化和双亲遗传两方面。在人类进化中，随着食物由生变熟和细软，咀嚼功能渐弱，致使口颌器官渐退化。其中，颌骨退化快于牙，导致牙量大于骨量，出现牙拥挤等错𬌗畸形。双亲的错𬌗畸形可遗传给子女。

（2）获得因素：在胎儿期，母亲患病、接受过量放射线和外伤等，可导致胎儿先天性牙颌面畸形，如唇腭裂合并牙𬌗畸形；小儿疾病如佝偻病、慢性鼻炎和腭扁桃体炎等，人工哺乳时的奶瓶位置及喂养姿势不正确，儿童食物过细软，诸如吐舌、吮指、咬下唇、口呼吸和偏侧咀嚼等不良习惯，

天天爱牙日 健康一百年

替牙期乳牙早失、滞留、邻面龋坏、多生牙和先天性缺失牙等，均可引起错𬌗畸形。

据统计，与遗传因素有关的错𬌗畸形约占 30％，矫治有一定的困难；而多数后天因素引起的错𬌗畸形是可以防治的。

● 错𬌗畸形的临床表现及危害有哪些？

错𬌗畸形的表现多种多样，如个别牙的错位、牙拥挤和排列不齐、上颌前突、下颌前突、双颌前突、深覆𬌗、深覆盖、反𬌗、开𬌗、牙弓狭窄和后牙锁𬌗等。以上表现可单独出现，也可合并出现。错𬌗畸形的危害很多，包括以下几个方面。

（1）影响颌面部的发育。儿童正处于生长发育过程中，错𬌗畸形会影响到颌骨及面部软组织的正常发育。例如，前牙反咬合不及时治疗，则下前牙弓会限制上颌前牙及颌骨的向前发育，形成面中部凹陷和下颌前突畸形。随着错𬌗畸形的发展，颜面部呈现新月状面型。

（2）影响口腔的健康。排列不齐的牙容易积存食物，刷牙时也不易刷干净，易发生龋病及牙龈、牙周炎症，严重者会导致牙周病。

（3）影响口腔的功能。错𬌗畸形会影响口腔颌面部的功能，如前牙开𬌗、稀疏等会影响发音；后牙锁𬌗、反𬌗会影响咀嚼功能；严重下颌前突会造成吞咽异常等。

（4）影响容貌外观。例如，开唇露齿、双颌前突等会影响颜面部的美观。

（5）全身性危害。有些错𬌗畸形严重影响外貌，造成病人精神上的自卑感和孤僻，甚至造成严重的心理、精神障碍；同时咀嚼功能障碍严重者会导致消化不良。

● 牙排列不齐可以纠正吗？

这是最常见的一类错𬌗畸形，主要表现为牙排列不齐、里出外进。其原因是牙弓中可以容纳牙排列的"地方"不够，有些牙只好挤在一起了。

程度较轻的表现为个别牙扭转或歪斜，较重者在一块狭小的区域内两个或几个牙相互重叠、遮挡，最严重的是有的牙完全被挤出牙弓以外而脱离了群体。最明显的例子就是老百姓通常所说的"虎牙"。它是上颌的尖牙（位于口角部位）被挤在牙弓外上方而形成的。有时，牙列中会多长出一颗甚至几颗牙，它们的形态多不规则，往往还挤占了其他牙的位置，使得正常的牙被排挤到牙列以外区域，这对于已经拥挤不堪的牙列来说真可谓是"雪上加霜"。这种多生牙在两颗门牙之间最容易出现。

此外，牙列拥挤还可能造成牙弓左右不对称，前牙中线偏向一侧。这些都使牙看上去不美观。牙拥挤错位的区域不易清洁，还容易引起牙龈红肿、出血以及龋病。

此种情况完全可以治疗，具体方案应到医院就诊后由医生制订。

● "龅牙"可以改变吗？

"龅牙"是东方人种中最为常见的一类牙颌面畸形。"龅

天天爱牙日 健康一百年

牙"病人常常表现为开唇露齿，自然状态下双唇不能闭拢，微笑时牙龈外露过多，常常伴有颏后缩，强迫闭口时下唇下方与颏部之间有明显的软组织隆起。口内上下前牙向唇倾斜，常伴拥挤不齐，前牙深覆牙合、深覆盖。

"龅牙"病因及发病机制尚未阐明，可能有先天遗传因素和后天不良习惯。该病具有明显的种族发病特征和家族聚集倾向，但后天的不良习惯，如口呼吸、吐舌、咬下唇和成人吮吸习惯等也可能是造成该病的原因。

"龅牙"在医学专业上实质是上颌前突畸形或双颌前突畸形，一般不伴有严重的功能障碍，但非常影响美观，病人求治的目的主要是为了改善容貌。

解决"龅牙"有几种不同的办法：一种是矫正，需要半年左右。虽然时间长，但对牙体本身没有伤害。还有就是打磨，要是不很严重可用这个办法，很快就能改变外貌，但对牙本身伤害很大。最次的办法就是安装义齿了，建议不要使用！

● 什么是"地包天"？

下前牙包在上前牙的外头，人们形象地称其为"地包天"。正常时上前牙应该盖住下前牙。医学上将"下兜齿"称为反牙合。轻度的反牙合，只有一两个上前牙位于下前牙的里面，称为个别牙反牙合。较严重的反牙合由下颌骨发育过长，或上颌骨发育不足而造成，表现为多数前牙反牙合，下巴颏较突出，从人体侧面看，脸呈现凹陷的"月牙形"。这些人家族中，或近或远的亲属也可能会有类似情况。此外，有些孩子的反殆会随着生长发育而越发明显。

● 什么是正畸治疗？

口腔正畸治疗采用生物力学原理对错殆畸形进行矫治。借由矫治系统施以温和而持久的生物力，即每平方厘米20克～26克的力值，既可完成牙的移动，又不损害牙及其周围组织的健康。即通过不锈钢托槽、陶瓷托槽等矫正器，对牙施加机械力量，将牙排列整齐，使其恢复正常咬合。

牙矫正既可以达到口腔面部美观的作用，还能改善咀嚼、发音等功能，但牙矫正是一个长期治疗的过程，至少需要两三年，所以矫正前病人应该做一些咨询，了解整个疗程和费用；同时在这个过程中，咀嚼、发音乃至牙美观都会受到一定程度的影响，并且经常需要去医院复诊，这些因素都是需要考虑的。

牙正畸没有严格的年龄限制，在12岁～13岁完全换成恒牙以后，牙的排列、咬合相对来说比较稳定了，即可进行矫正。另外，患全身性疾病如甲状腺功能亢进症、糖尿病、结核病、精神病等病人一般不宜做矫正，严重营养不良者和孕妇也不宜矫正。

另外，错殆畸形的矫治不同于一般疾病的治疗，它不需要打针吃药，主要依靠在口腔内部或外部戴用矫治器，对牙、牙槽骨及颌骨施加适当的"生物力"，使其产生生理性移动，从而矫治错殆畸形。另外，有些成年病人的骨性畸形，还需要配合手术治疗。

矫治时牙、颌骨的移动是渐进的，在矫治过程中，由医

天天爱牙日 健康一百年

生对矫治器进行适当的加力，达到逐渐移动牙的目的。因此，矫治所需的疗程较长，一般为 2 年左右，复杂的畸形可能更长。矫治过程中病人一般需每隔几周到医院复诊一次。复诊时主要由医生根据错𬌗的矫治情况，对矫治器进行适当的调整。

矫治的作用力由矫治器提供，病人认真戴用才能使其发挥作用，尤其是对戴活动矫治器的病人。医患的配合直接决定了疗程的长短和治疗的最终效果。正畸的头几天，牙会很疼，不能正常进食。正畸过程中也要避免吃硬的食物，而且像软糖一类很黏的食物也不要吃。

牙列形态和功能的恢复与重建，仍然是口腔正畸治疗的基本目标。从美学的角度审视，既包括牙排列的整齐、对称、和谐、协调等视觉上的审美，也包括口齿功能的健康、舒适、稳定等感觉上的美感。

● 正畸治疗的最佳年龄是多大？

一般 11 岁～14 岁被视为正畸的最佳年龄，因为此期内儿童各方面都处在生长发育期间，故正畸治疗见效快、时间短。成人一样可以正畸，效果也一样，只是在时间上可能会比儿童长一点（大概在 2 年左右）。成人矫正一般 30 岁以下效果较好，由于年龄过大会存在牙周病、牙龈不健康等情况，会影响正畸效果，故一般需要检查口腔情况后再定。

● 正畸治疗的时间很长吗？

正畸治疗时间的长短与病人的合作态度、医师的技术水平等有关。一般正畸治疗时间在 2 年左右。正畸牙移动利用的是骨骼的可塑性特点。牙在骨骼中的移动速度大约为每月 1.5 毫米。矫正后通常要配戴保持器 1 年半至 2 年。

矫治时间的长短，还与病人年龄，错𬌗畸形的病因、类型、严重程度密切相关，与牙周组织健康状况、医生所采用的治疗方法及病人的合作程度有着密切的关系。通常需要半年至 2 年时间，这期间每月需复诊 1 次。但具体到每个病人，治疗所需要的时间是不一样的。一般来说遗传因素造成的错𬌗畸形，矫治时间相对长些，若病人处在最佳年龄段接受矫治，完成时间会相对短些。

在正畸治疗过程中，可能还要拔除 1 个或 2 个第一前磨牙，采用固定矫治器将牙排齐，然后再调整𬌗关系，关闭剩余间隙。这种矫治的时间比较长，一般需 1 年左右才能结束治疗。严重的"龅牙"，矫治时往往要拔除 4 个前磨牙，需要移动的牙较多、移动的距离较大，而牙的移动速度受到生理因素的限制，不可过快，所以矫治的时间更长，需要 1 年半至 2 年的时间。而乳牙反𬌗的矫治，通常采用上颌𬌗垫式矫治器，所需时间较短，只要患儿及家长的积极配合，1 个月～2 个月就可治愈

总之，错𬌗畸形的矫治所需时间的长短是由多种因素综合确定的，因人而异。

● 正畸治疗会损害牙吗？

许多病人对正畸治疗有顾虑，担心牙会变松，会降低牙的使用寿命。事实上正畸治疗是一种牙在生理范围内的移

天天爱牙日　健康一百年

动，除极少数特异体质病人会因治疗造成明显牙根吸收以外，不会对牙健康产生明显影响，牙在治疗过程中出现暂时性松动是必然和正常的，治疗完成后会自然消失。但正畸治疗加重了牙的负担，并因矫治附件的存在加大口腔清洁难度。如果口腔卫生维护不利，就会促发和加重牙龈炎以致牙周炎，继发龋齿。因此，正畸治疗中口腔卫生的维护至关重要，它影响着治疗效果和牙健康，对成人和已患有牙周病的病人尤为重要。如果口腔卫生维护不利，必然会对牙健康造成不可逆的影响。

一般而言，正畸治疗会产生以下影响：

（1）对牙髓的影响。在治疗初期，牙髓内产生轻度的、暂时性的炎性反应，表现为病人在加力的头几天内有疼痛或不适感，但实验证明，这种影响是没有临床意义的。

（2）对牙根的影响。牙矫正时，牙根表面也发生着吸收、增生这种重建活动。治疗后，牙根凭着自身修复能力而恢复正常，但如果治疗中加力过大，会增加牙根吸收的危险性。

（3）对牙槽骨高度的影响。做过正畸治疗的人，牙槽骨高度都会有少量的降低，这是由于戴矫治器使口腔卫生不易保持，增加患牙龈炎的机会，对牙槽骨有一定的影响。在治疗完成后，牙槽骨不会再继续发生吸收，如果口腔卫生保持得好，牙槽骨会逐渐恢复正常。

（4）牙变松动。在正常情况下，每个牙都有一定的生理动度以便能缓冲咀嚼压力，防止牙受创伤。在做矫正治疗时，牙松动度增加，这是正常反应。牙要移动，需要牙槽骨和牙周膜的重建，因为牙是靠牙周膜固定在牙槽骨里，这样牙就会变松动。但牙矫正到正常位置停止移动后，牙能够通过自身的修复能力使牙周膜重新附着而变稳固，不会发生永久性损伤。所以，如果临床上发现牙松动度太大，应暂停加力，让其恢复段时间后再继续加力。

总之，做矫正治疗既要达到治疗效果，又要使牙的移动尽量接近生理状态。这也是做正畸治疗的疗程较长的缘故，但这样对口腔组织的健康有好处。另外，还要提醒大家注意，正畸治疗必须由正畸专科医师进行，一知半解就盲目给病人矫正的医生会给病人造成一些意想不到的严重后果。病人应尽量在正规大医院就医。

● 有关正畸治疗的注意事项有哪些？

（1）治疗前的检查：治疗前需要进行一系列的准备工作，如取牙颌模型、照面像、拍摄 X 线定位片、化验肝功能等。医生要根据模型分析、X 线头影测量的数据结果来确定诊断和制订矫治计划。对于复杂病例，还要请专家进行会诊。

（2）积极治疗已有口腔疾病：正畸治疗前，还必须治疗口腔内的牙体、牙周疾病，如治疗龋病、清洁牙结石等。

（3）积极配合医生：正畸治疗的疗程较长，一般为 1 年～2 年，还要定期复诊。因此，病人要有充分的思想准备，不能急于求成，要尽量避免半途而废。病人必须按时复诊，以免影响矫治的进度、延长疗程，甚至引起牙体、牙周组织的损伤。

病人戴上矫治器后，要严格按照医生的嘱咐去做，积极与医生配合，这样才能保证治疗效果。孩子正畸治疗时，家长要做好教育和帮助工作；病人及家长对医生要信任，对治疗要有信心，这些都有利于治疗的顺利进行。病人戴上矫治器后，会有轻度疼痛、酸胀等不舒服的感觉，对矫治器也不适应，这是正常现象，需要一段时间的适应过程。矫治期间，对吃东西也会有一定程度的影响。注意不能吃过硬、过黏的食物，前牙也不能直接啃咬硬的食物，以防损坏矫治器。活动矫治器和要求病人自己挂的橡皮圈牵引，应按医生规定的时间戴用，不能随意取下玩耍，更不能因为难受或不好看而干脆不戴。

（4）注意口腔卫生：矫治期间保持良好的口腔卫生非常重要，因为正畸治疗时牙和牙周组织的抗病能力有所下降，口腔卫生不良会导致牙和牙周比平时更容易患龋病、牙龈炎等。所以必须坚持早晚和饭后认真刷牙，尤其是固定矫治器，本来就不容易清洁，每次刷牙时一定要干净彻底，不能应付。活动矫治器每天也要刷洗干净，否则时间一长会有异味。

（5）注意饮食与营养的摄取：儿童正处于生长发育期，而矫治器限制了一些食物的摄取，所以儿童在矫治期间要适当增加营养。

（6）注意矫治器的维护：病人应当爱惜矫治器，避免损坏、丢失，也不能因好奇自己拆卸和加力，这些都不利于进行正常矫治。

病人如果发现矫治器意外损坏，如活动矫治器的塑料基板或钢丝断裂，固定矫治器的托槽、带环脱落，弓丝折断等；或者一些症状，如牙疼痛时间过长、牙松动明显、矫治器刺激口腔软组织等，应及时与医生取得联系，以便尽快得到处理。

在正畸治疗期间还可能出现各种各样的问题，病人每次复诊时，应及时向医生反映出现的问题，千万不能自作主张，以免造成不良后果。

● 正畸治疗后，牙会"复原"吗?

错𬌗畸形矫治后如不采取适当措施将它们维持在已治疗好的协调正常的𬌗关系和颌位上，往往有恢复到治疗前错𬌗状态的趋势，即复发。

1. 错𬌗畸形复发的原因

（1）牙周组织的改建尚未完成。正畸治疗实际上是牙周膜间隙增宽、牙周韧带断裂，而后牙移动到新位置的过程。但牙周韧带断裂后再重新建立需要一定的时间，通常是 4 个月～12 个月。

（2）咬合平衡还未完全建立。建立良好的咬合关系是确保矫治后牙稳定于新位置的关键因素。如果新建立的咬合关系还未达到牙尖斜面协调的接触关系就有使错𬌗畸形复发的趋势。

（3）口颌系统肌肉神经动力系统新平衡的建立也需要更长的时间，此时期内不稳定的因素往往导致矫治后牙、颌位置的改变，即错𬌗畸形复发。

（4）矫治结束后，口腔不良习惯未完全戒除，矫治效果

天天爱牙日 健康一百年

也不会稳定。

（5）处于生长发育期的错殆畸形病人矫治结束后，其后继的生长发育可能导致畸形的再次发生。

2. 防止错殆畸形复发的措施

为有效防止畸形的复发，矫治结束后应根据病人的不同情况，延长保持器戴用时间或永久性保持，并且要去除导致错殆畸形发生的环境因素。治疗过程中牙弓的原有形态不要进行大改变，治疗结束后要进行牙改型，恢复牙接触点，使牙建立稳定、良好的尖窝接触关系，达到殆平衡。

（1）矫枉过正。正畸时提倡的矫枉过正就是将畸形的牙过度矫治，而并不是恰到好处。比如深覆殆（前牙咬合过深）和开殆（前牙无咬合）这样的畸形，矫治时应该矫正到超过正常覆殆的位置处。对于扭转的牙也应该进行过度矫治。过度矫治是防止复发的一种手段。

（2）选择好时机。在生长发育旺盛期进行矫治，除了可以收到事半功倍的效果之外，还可以最大限度地防止正畸后复发。正畸完成后，生长发育旺盛的阶段也过去了，生长型对于复发的影响程度也就减轻了。

（3）切断牙颈部纤维。对于扭转牙，在矫治完成后单纯依靠机械的力量很难维持。此时可以将该牙牙颈部周围的纤维切断。

（4）永久保持。正畸完成后，为了防止复发一般都需要制作一个保持器。对于一些比较特殊的病人，如上颌中切牙之间有缝隙、严重扭转牙等，即使是有保持器也容易复发，遇到这种情况需要采取一些固定修复或者可摘局部义齿等措施进行永久性保持。

（5）正颌外科会诊。有些牙颌面畸形单纯依靠正畸的力量很难达到理想的效果，往往借助于外科手段进行治疗。通过手术将位置不正的牙或者颅骨重新进行位置矫正。

（6）戒除不良口腔习惯。不良口腔习惯不但容易导致牙畸形发生，对于个人的形象也是一种损害。因此要早戒除吐舌、咬唇等不良习惯。

总之，正畸治疗的目的是使牙更加整齐、美观，要使矫正后的牙长久整齐需要医生和病人共同面对正畸后复发这个问题。作为医师在制定矫治方案时要把防止复发的问题纳入方案的制订之中；作为病人应积极配合治疗，认真执行医嘱，只有这样才能尽可能地避免正畸后复发。

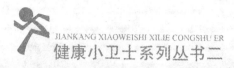

健康小卫士系列丛书二

JIANKANG XIAOWEISHI XILIE CONGSHU ER

天天爱牙日　健康一百年

儿童口腔及其疾病预防篇

● 什么是"六龄牙"?

第一颗恒磨牙大约在 6 岁左右萌出,所以俗称"六龄牙"。

恒牙是人体一生中的主要咀嚼器官,而"六龄牙"在咀嚼器官中又承担着主要咀嚼功能,它是嚼肌、颞肌、翼内肌和翼外肌等咀嚼肌作用力的中点,能够承受 60 千克~70 千克的咀嚼压力。"六龄牙"还可刺激咀嚼肌和颌骨的发育并且是保持恒牙正常排列的关键牙,由此可见"六龄牙"对颌面部的发育,以及咀嚼过程都有重要性。"六龄牙"是萌出最早的恒牙,釉质刚萌出时很薄、面窝沟发育不健全、钙化又差等解剖生理特点,决定了它易患龋病的弱点。一般龋蚀发展较快,易于侵犯牙髓和根尖周组织,致使许多患龋"六龄牙"在儿童时期就已发展至严重程度,给治疗带来了很大困难;有些几乎无法保留而必须拔除,造成"六龄牙"早失。

"六龄牙"的早失,不但直接影响咀嚼功能,还会影响颌骨的发育,致使牙弓变小、牙列不整和牙位置异常,严重的出现面下部畸形。"六龄牙"的健康与否确实是不应忽视的,应该引起每位家长的高度重视。由于"六龄牙"萌出的时间正处在儿童乳、恒牙交替的时期,准确辨认是乳牙还是恒牙十分重要,以便及时治疗"六龄牙"的龋坏,避免拔错牙,造成终身憾事。

"六龄牙"容易与相邻的第二乳磨牙相混淆,而延误治疗。其与第二乳磨牙的区别,主要在于牙的排列顺序、牙的色泽、外形的差别。乳牙由于萌出较早，磨耗的结果使颌面变低平、牙尖低钝；而"六龄牙"因萌出时间不长，因而磨损不多。虽然有些家长也十分关心孩子牙的健康，但由于缺乏有关牙保健的常识，而往往耽误孩子的病情，给孩子造成终身损害。所以作为家长应多了解此方面的知识，或据儿童年龄酌情到医院检查，在"六龄牙"萌出后及时做窝沟封闭，并做到早发现、早治疗其龋坏，防患于未然。

● 孩子的"马牙"是怎么回事？

大多数婴儿在出生后 4 周～6 周时，口腔上腭中线两侧和牙龈边缘出现一些黄白色的小点，很像是长出来的牙，俗称"马牙"或"板牙"，医学上叫做上皮珠。有的新生儿亦有这样的现象。上皮珠是由上皮细胞堆积而成的，是正常的生理现象，不是病。"马牙"不影响婴儿吃奶和乳牙的发育，它在出生后的数月内会逐渐脱落；有的婴儿因营养不良，"马牙"不能及时脱落，这也没多大妨碍，一般不需要医治。

用针挑、用布蘸盐水或淘米水擦破马牙，这些做法都是不科学的。因为新生儿口腔黏膜很娇嫩、黏膜下血管丰富，而全身抵抗力极低，如果用针挑破或用布擦掉"马牙"，会引起黏膜损伤，很可能使细菌从破损处侵入，引起炎症。口腔炎症不仅使孩子进食疼痛、困难，而且局部繁殖的细菌会进入血液循环中，严重的可能引起败血症。

新生儿患口炎多由擦拭口腔引起，尤其是挑"马牙"，继发的口腔感染出现新生儿口炎。新生儿患口炎后局部发红、肿胀、起疱疹、坏死、溃疡，可因局部疼痛而吃奶减少或拒乳。如果口腔炎引起发热和全身其他症状，应及早去医院就诊。

● 儿童易患龋病的主要原因是什么？

龋病是常见病、好发病，没有性别差异，各个年龄阶段均可发生。孩子患龋病的概率最高，特别是在乳牙殆期间。这是因为儿童的乳牙正处在发育成长阶段，此时的牙结构和钙化情况均较弱。现将儿童易患龋病的主要原因归结为以下几点。

（1）孩子一般没有保持口腔卫生的习惯，不能好好刷牙，是造成龋病的重要因素。

（2）幼儿的饮食多为精细食物，食物松软、含糖量高、黏性强，容易残留在牙表面，给龋病细菌制造一个良好的繁殖环境。

（3）乳牙的矿化程度差、耐腐蚀性差、牙本质也比较弱，很容易引起细菌的侵袭导致龋病。龋病细菌一旦侵袭了牙表面就很容易穿透牙表面直达深层形成龋洞。

（4）儿童的乳牙结构不好，容易造成食物嵌塞牙间隙，引发龋病。

（5）儿童长时间睡眠也会导致龋病的发生。因为长时间睡眠使口腔中唾液分泌减少，龋病细菌大量繁殖。

● 儿童患龋病需及时治疗吗？

乳牙患龋，若得不到及时治疗或者正确的治疗，对儿童以后面部、口腔的生长发育都会带来不利的影响。许多家长

天天爱牙日 健康一百年

可能认为幼儿的乳牙有问题没关系，反正以后要换新牙，这种观点是错误的。

（1）龋病是一种常见的牙疾病，它可以危害到牙正常的构造，使孩子吃东西出现塞牙、牙痛现象。这种情况影响咀嚼功能会造成儿童对食物产生厌倦，使身体发育需要的营养物质无法补充。

（2）乳牙患龋病会使牙咬合不齐，导致发音不全、说话不清。

（3）乳牙龋病不及早进行治疗，会使龋烂的部位越来越大，影响日后恒牙的萌出、发育，严重者可导致牙畸形的发生。

（4）乳牙患龋病还会使儿童为了吃东西常用一侧牙进行咀嚼，长期下去易造成颌骨、牙、面部发育畸形。

因此，乳牙龋病的早发现、早治疗是很重要的，一旦发现儿童有口腔问题就应该及时就医。

● 如何做好儿童口腔清洁工作？

儿童正好处在身体的全面发育阶段，同时也是乳牙、恒牙发育的重要时段。因此，儿童口腔保健工作的重点在于预防牙畸形、龋病。

乳牙长出之前，家长就应当用干净无菌的湿润纱布给孩子擦洗口腔，保持口腔清洁卫生。在乳牙萌出阶段，更应该坚持每天用湿润纱布清洗牙，或用手指牙刷给婴儿刷牙，直至乳牙全部长齐。

2岁～3岁时，乳牙全部长齐，就可以教儿童开始自己刷牙，培养孩子养成良好的口腔保健习惯。同时在孩子吃饭后应喝些温水代替漱口，也可起到对孩子牙的保健。

3岁～7岁是孩子最淘气的时候，也是生长发育极为重要的时期。此时，孩子对口腔保健的意识仍然很差，家长还需下力气帮助孩子建立口腔保健的习惯。教会孩子如何正确刷牙，选择合适的牙刷、牙膏，做到早晚刷牙、饭后漱口。

● 儿童晚上睡觉夜磨牙怎么办？

不少家长会发现自己的孩子有半夜磨牙的现象。如果家长发现有这种情况，应抓紧带孩子去医院口腔科进行检查、治疗。

晚上睡觉磨牙很不好，因为半夜睡觉后磨牙与白天进食时牙的摩擦不太一样。白天吃食物牙咀嚼时，会通过神经反射产生帮助食物消化的唾液，唾液可以起到很好的润滑作用，可有效减少咀嚼时对牙的磨损。而晚上睡觉后磨牙是在没有进食的情况下发生的，只会产生很少的唾液分泌，此时牙的摩擦得不到有效的润滑，也就是我们常说的"干磨"。

孩子发生磨牙不仅影响牙的正常发育，还会引起一些口腔疾病，如牙周炎、牙本质过敏等。时间长了，大脑会对这种磨牙状态形成自然的条件反射，再去医院进行治疗，治疗就很困难了。

● 给孩子吃精细食物好吗？

现在的孩子都是家里的小宝贝、小心肝。大人特别在意，生怕让自己的孩子受一点点苦，给孩子吃的食物不仅种类多还很精细，而且糖果、冰淇淋、饮料这些甜点也都是管够。

家长这么良苦用心地照顾自己的孩子，实际上对孩子一点都不好。把食物和饭菜做得精细、松软，那么食物在孩子的口腔里不用过多的咀嚼就可以吃下去，牙根本得不到有效的工作。而他们颌骨及牙是要靠这种生理咀嚼刺激来发育的，缺少有效的咀嚼刺激就等于缺少颌骨及牙生长、发育的动力。若颌骨和牙发育不足，可使牙排列拥挤，造成牙列不齐，导致牙发生畸形。而甜食吃多了，得"虫牙"的机会也就多了。很多孩子到了换牙的时候，乳牙不掉，致使恒牙长歪也是因为吃的食物太精细了。

良好的饮食搭配对孩子牙的生长、发育十分重要，应引起广大关心孩子的家长高度重视。所以应尽量让孩子少吃那些细软的甜食和饭菜。

● 需要重视孩子的不良习惯吗？

儿童容易产生的不良口腔习惯有以下几种。

（1）吃奶嘴。这可能是广大家长在喂养孩子的时候最容易碰上的问题，家长为了使孩子增加营养或为了孩子不要哭闹，每天多次用奶瓶给孩子喂养甜品、牛奶，或直接就让孩子含着奶瓶入睡。这样长时间使用奶瓶喂养糖分含量较高的食品，容易导致孩子的牙发生大面积的龋坏。

（2）经常吸吮手指，用嘴呼吸或咬舌、唇、东西等。此类情况长久不改正，容易造成牙、口腔畸形。如果孩子经常吸吮手指可使牙前突、牙弓狭窄，形成"龅牙"。

（3）躺着吃东西。这个习惯对牙的健康也没有好处。

● **什么是鹅口疮**？

鹅口疮又名"雪口病"，是一种叫白色假丝酵母（念珠菌）的真菌引起的口腔疾病。白色假丝酵母属于真菌类，在人肠道、阴道、皮肤上均可寄生。新生儿可能是经产道时感染。小儿患病后，口腔出现白色奶凝块样物，盖在上腭、舌或黏膜上，有时可蔓延至咽部。病起时，口疮呈白色，点状和小片状，如同残留的奶汁。病重时可合成大片，满布口腔黏膜，不易擦去。强行剥离后，局部黏膜潮红，甚至有出血。局部无疼痛感，也无全身症状，但如果真菌感染累及消化道和呼吸道，则可出现呕吐、咽奶困难、哭声嘶哑及呼吸困难等症状，因此，应及时就医治疗。

一般情况下，局部可涂1％甲紫（龙胆紫）药水，每日1次或2次。涂后，新生儿吃奶时，即使吞下一点甲紫也不会发生中毒。婴幼儿患鹅口疮，除非继发细菌感染，一般不主张用抗生素治疗。2％小苏打水是非常理想、有效的局部用药，可用消毒药棉蘸2％小苏打水轻轻擦洗口腔。

当病情严重，出现声音嘶哑、呼吸困难及吞咽困难时，应去医院就诊。千万不要用毛巾、手帕擦拭病变处，因为损伤黏膜引起的出血容易继发细菌感染。在患儿的治疗过程中，要加强营养，注意口腔清洁。母乳喂养时，要在喂奶前清洁乳头。人工喂养用的奶具必须煮沸消毒后才能使用。

预防鹅口疮的方法：如果孩子在托儿所等集体场所，应注意奶瓶、奶嘴和食具的消毒，保持其干燥、清洁。如果是喂母乳的婴儿，母亲应在哺乳前认真洗手，并将乳房擦洗干净。

● 什么是窝沟封闭？

窝沟封闭又称为点隙裂沟封闭，是指在不破坏咬𬌗面牙体组织的前提下，涂布一层粘结性树脂材料，以保护釉质不受细菌及其代谢产物侵蚀，增强牙抗龋能力，从而达到预防龋病发生的一种有效防龋方法。窝沟封闭剂可形成一层保护性屏障，阻止细菌及食物残渣进入窝沟，同时使窝沟内原有的细菌因断绝营养物质而逐渐死亡，从而预防窝沟龋的发生，还可使早期龋损停止发展。

窝沟封闭的适应证包括深窝沟，特别是可以卡住探针的窝沟（包括可疑龋）；有患龋倾向的人；以及儿童牙。

一般来说，儿童牙萌出后达到咬𬌗平面即适宜做窝沟封闭，一般在萌出4年之内。实施的最佳时间是：乳磨牙3岁～4岁，第一恒磨牙6岁～7岁，第二恒磨牙11岁～13岁，前磨牙9岁～13岁。另外，对口腔卫生不良的残疾儿童，虽然年龄较大或牙萌出口腔时间较久，可适当放宽窝沟封闭的年龄。

窝沟封闭的方法很简单，通过清洁牙、酸蚀、冲洗、干燥、涂布封闭剂和固化几个步骤即可完成。材料固化后与沟壁紧密粘合，并具有一定的抗咀嚼压力，对进食无碍。并且，粘结材料固化后无毒，对人体无害。但需要强调的是，窝沟封闭需有专业人员进行操作，需要必要的仪器设备。因此，家长一定要为孩子选择正规医院就医。

健康小卫士系列丛书（二）

天天爱牙日 健康一百年

窝沟封闭成功的标志是封闭剂能够完整存在，可有磨损但不能脱落，需要定期检查，一般每隔 6 个月～12 个月复查 1 次，如果材料脱落需重新封闭。

另外，窝沟封闭术后数天内，若孩子被封闭的牙有咬合过高或吃东西时疼痛，封闭材料脱落或部分脱落时，一定要及时复诊。